TRAITÉ

SUR LES

MALADIES PUERPÉRALES,

SUIVI DE

RECHERCHES SUR L'AUSCULTATION DES FEMMES ENCEINTES

PAR

THÉODORE HELM,

DOCTEUR EN MÉDECINE ET EN CHIRURGIE,
MEMBRE DE LA FACULTÉ DE MÉDECINE DE VIENNE ET DES SOCIÉTÉS MÉDICALES
DE VIENNE ET LEIPSIG,
EX-CHEF DE LA CLINIQUE D'ACCOUCHEMENT DE VIENNE.

PARIS

CHEZ FORTIN, MASSON ET COMP., LIBRAIRES-ÉDITEURS,
RUE DE L'ÉCOLE DE MÉDECINE, Nº 17.

1840.

TRAITÉ

SUR

LES MALADIES PUERPÉRALES,

SUIVI DE RECHERCHES

SUR L'AUSCULTATION DES FEMMES ENCEINTES.

PARIS. — IMPRIMÉ CHEZ PAUL RENOUARD,

RUE GARANCIÈRE, N° 5, F.-S.-G.

TRAITÉ

SUR LES

MALADIES PUERPÉRALES,

SUIVI DE

RECHERCHES SUR L'AUSCULTATION

DES FEMMES ENCEINTES;

PAR

THÉODORE HELM,

DOCTEUR EN MÉDECINE ET EN CHIRURGIE,
MEMBRE DE LA FACULTÉ DE MÉDECINE DE VIENNE ET DES SOCIÉTÉS MÉDICALES
DE VIENNE ET DE LEIPSICK,
EX-CHEF DE LA CLINIQUE D'ACCOUCHEMENT DE VIENNE.

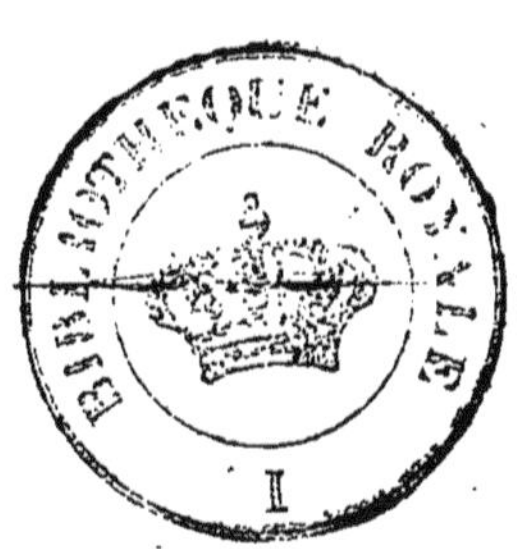

PARIS,

CHEZ FORTIN, MASSON ET COMP., LIBRAIRES-ÉDITEURS,
RUE DE L'ÉCOLE-DE-MÉDECINE, Nº 17.

1840.

INTRODUCTION.

J'ai eu long-temps occasion d'observer dans un temple consacré à Lucine ; j'ai senti le besoin de dire ce que j'avais vu, et c'est ce qui a donné naissance à cet ouvrage sur les maladies puerpérales.

Elles sont de tous les temps et de tous les lieux, leur connaissance exacte est donc nécessaire à chaque médecin ; mais leur étude est surtout intéressante et encourageante pour le jeune médecin qui devrait se familiariser avec cette classe de maladies avant toutes les autres. Combien il est rare de pouvoir mettre en harmonie les symptômes et les lésions anatomiques dans les autres genres d'affections avec la même précision que dans les maladies puerpérales ? L'autopsie lui fournit ici des données positives, et il n'a pas besoin de réunir au nom de la maladie des idées chimériques. Par l'étude des maladies puerpérales, il sera bientôt à même de conclure que chaque fièvre a sa cause dans une affection locale ou dans une affection du sang.

La fièvre est alors pour lui réduite à sa juste valeur ; il verra qu'elle n'est jamais qu'un symptôme, souvent nécessaire à la verité, et toujours un des plus impor-tans ; il verra comment quelques symptômes établissent souvent la certitude du diagnostic, et distinguera les signes essentiels des accidentels. On ne pourrait enfin mieux s'exercer à distinguer la certitude et l'incertitude d'un pronostic et à apprécier les bases sur lesquelles chacune d'elles repose. S'il a étudié de cette manière une classe naturelle de maladies, s'il les a suivies dans leur diverses formes, dans leur marche lente, rapide ou très-rapide, il a posé les meilleurs fondemens pour ses études ultérieures. La persuasion qu'il a gagnée à cette étude le pousse à chercher les mêmes résultats dans les autres maladies.

Autant qu'il sera possible on exposera dans ce traité les résultats de l'autopsie avant les symptômes et avant la marche de chaque maladie. Leur connaissance exacte peut seul donner une idée juste de la maladie. Les autres méthodes qui n'approfondissent pas aussi exactement que possible ces lésions anatomiques, qui ne cherchent pas à connaître par elles l'essence intime de la maladie, dont les symptômes ne fournissent qu'un reflet, sont sans fondement ; elles sont aussi chancelantes que stériles ; et comme elles n'ont point de bases solides, chaque nouvelle méthode peut les renverser, si elle se fonde sur une meilleure dialectique. Elles élèvent un immense échafaudage de symptômes autour d'un rien.

Nous ne citerons point dans le cours de cet ouvrage d'histoires de maladies détaillées. Elles ne conviennent, selon nous, que *lorsqu'on* ne connaît encore que peu de cas d'une maladie nouvelle ou très rare, *ou* bien *lorsqu'on* observe quelque chose d'extraordinaire dans la marche d'une maladie déjà connue. Autrement ce sont des répétitions inutiles. Tout ce qui est dit dans l'exposition d'une maladie doit contenir tous les faits connus jusqu'ici.

Le médecin observateur doit réunir dans sa mémoire tous les cas d'une certaine maladie sous le rapport de son apparition, de sa marche, de ses terminaisons, mais principalement des signes anatomico-pathologiques, de manière à s'en former, comme dans un cadre, un tableau complet, une image de la maladie produite par tous les cas de celle qu'il a appris à connaître. S'il se présente des cas différens de ceux qui lui sont déjà connus, ce tableau changera de face. Cependant cela arrive d'autant plus rarement que le précédent tableau était le résultat d'un plus grand nombre d'observations. Nous nous sommes efforcés de réunir en un tout les faits nombreux que nous avons eu occasion d'observer, et nous espérons que ce tout représente chaque cas particulier.

Si l'on connaît trop peu de cas d'une maladie pour pouvoir en former un tableau suffisant, on peut toujours les communiquer comme cas particuliers, et en ce sens ils ont une certaine valeur; il en est de même d'une marche particulière, d'un nouveau symptôme important, d'un nouveau signe anatomico-pathologique, qui a peut-être échappé jusqu'alors dans la série des données anatomiques. A l'exception de ces cas, les histoires de maladies sont fatigantes. L'on doit plutôt attendre qu'elles se soient suffisamment multipliées, pour en tirer des inductions nouvelles et générales. Si les auteurs et les journalistes suivaient cette marche, nous lirions moins et nous profiterions plus.

LES
MALADIES PUERPÉRALES.

PREMIÈRE PARTIE.

DES MALADIES PUERPÉRALES EN GÉNÉRAL.

§ 1. *Définitions et preuves de la possibilité des maladies puerpérales.*

Les maladies puerpérales sont celles qui se rencontrent seulement chez les femmes en couche (1). Leur possibilité ressort du fait même de l'accouchement. L'état de santé dans les couches se trouvant changé, on peut raisonnablement conclure à la possibilité d'un état maladif particulier.

La grossesse, l'enfantement et ses suites sont des fonctions vitales basées sur l'organisation de la femme. Les différentes fonctions vitales se divisent en celles qui sont *continuelles*, comme le battement du cœur, la digestion, la nutrition, et

(1) Napoléon Landais, *Dictionnaire des dictionnaires.* Paris, 1836. Tom. I, p. 498. *Couche.* Le temps qu'une femme demeure au lit après l'accouchement. Dans cette acception, il ne s'emploie qu'au pluriel, excepté avec la préposition *en.*

en celles qui ne paraissent qu'à *certaines époques*, comme la puberté, la menstruation. Si toutes ces fonctions après leur apparition restent renfermées dans leurs limites physiologiques, c'est-à-dire dans celles de la santé, l'état de l'organisme en général, comme résultat de chaque fonction vitale en particulier, sera certainement autre qu'il ne l'eût été, si ces fonctions n'eussent pas paru. La différence de ces deux états, de l'ancien et du nouveau, sera d'autant plus grande, que les nouvelles fonctions seront plus importantes pour l'organisme, que les organes qui doivent y prendre part à une activité toute nouvelle seront plus nombreux. Toutes les considérations que nous venons d'émettre ont rapport aux états de là femme ci-devant mentionnés. La santé se trouvant modifiée par la présence des fonctions dont nous venons de parler, il est évident que, sous ce rapport, il pourra se développer de nouvelles maladies dont l'apparition n'est possible que dans les femmes en état de grossesse, pendant l'enfantement ou dans l'état des couches. Si la physiologie n'était malheureusement pas si éloignée de son but, c'est-à-dire de la connaissance exacte des fonctions des divers organes et des rapports de chaque organe avec les autres, elle pourrait *à priori* nous démontrer dans quel état pathologique un changement physiologique peut dégénérer dans l'organisme. Elle pourrait aller au-devant de l'expérience sans crainte de se voir accusée de ne mettre au jour que des hypothèses, car elle pourrait prédire en voyant la cause et l'effet des divers phénomènes que présentent les corps vivans, comme la physique l'a fait jusqu'ici au sujet des corps inanimés.

§ 2. *Siège des maladies puerpérales.*

La modification que subit la santé chez les femmes en couche est produite par l'état de certains organes dans lesquels des changemens spéciaux sont occasionnés par l'enfantement ou ses suites. Ces organes sont les parties génitales, le péritoine, les mamelles, la peau. Si une telle modification de l'état de santé était déterminée par la grossesse, il devrait exister pendant sa durée des maladies de même nature que les puerpérales, ce qui n'a pas lieu.

Il est impossible de se faire une idée d'un changement d'état dans l'organisme ou dans la disposition à certaines maladies, sans admettre en même temps un certain changement dans un ou plusieurs organes. Il y a deux manières de déterminer les organes qui sont la source de ce changement de disposition dans les couches : 1° L'on considère les organes qui, pendant l'enfantement ou les couches, ont le plus *agi* ou le plus *souffert*; 2° l'on considère les organes que les *autopsies* et les *observations* exactes reconnaissent pour siège des maladies puerpérales. Si les résultats de ce double examen se trouvent conformes, ils sont d'autant plus certains.

L'utérus, qui vient d'expulser le fétus et dont les propriétés physiques se trouvent considérablement changées, doit encore présider à la sécrétion des lochies ; le vagin a éprouvé des contusions, les mamelles entrent dans l'ordre des organes sécréteurs, les ovaires sont dans la liaison la plus intime avec l'utérus et ses dépendances. Tout autant de causes pour une disposition particulière aux maladies de ces organes pendant les couches. Le péritoine qui revêt l'utérus éprouve des changemens considérables pendant l'enfantement sous le rapport de l'épaisseur, de la circulation et de l'irritabilité ; d'autant plus que ces changemens surviennent très rapidement, souvent en quelques minutes. Enfin, l'activité de la peau se trouvant beaucoup diminuée pendant la grossesse, elle se trouve considérablement augmentée par les couches ;

nous la voyons alors de la plus grande susceptibilité pour les influences intérieures et extérieures ; cause abondante de maladies dans les couches. Les autres organes ne prennent pas une part bien prononcée aux maladies puerpérales. Ils sont dans des rapports plus éloignés avec les couches. Ces considérations s'accordent complètement avec les résultats obtenus au lit des malades et par les ouvertures de cadavres. Ces résultats nous démontrent que les maladies puerpérales ne prennent naissance que dans les organes que nous venons de nommer, c'est-à-dire les organes génitaux, le péritoine, les mamelles et la peau.

§ 3. *Toute maladie puerpérale peut existér seule ou compliquée d'une autre maladie puerpérale.*

Chacun des organes que nous avons nommés peut donner naissance à une maladie puerpérale. Plusieurs maladies puerpérales peuvent naître en même temps ; toute maladie puerpérale peut, en prenant de l'extension et de la durée, occasionner une autre maladie du même ordre. Cela peut avoir lieu, parce que les maladies puerpérales entre elles ne sont pas plus la cause l'une de l'autre qu'elles ne s'excluent mutuellement.

De tous les organes mentionnés, un seul peut quelquefois devenir malade. L'utérus, par exemple, souffre souvent considérablement pendant les couches, et cependant son péritoine, les ovaires, le vagin restent intacts. Mais aussi il arrive quelquefois que tous ces organes s'affectent ensemble. Les veines de l'utérus et des ovaires, par exemple, suppurent souvent en même temps. Souvent la substance des ovaires, le péritoine, l'utérus et ses dépendances sont enflammés. C'est ainsi que la scarlatine puerpérale apparaît aussi souvent compliquée de péritonite puerpérale, que sans cette complication.

Souvent une maladie puerpérale ne donne naissance à une autre maladie de même nature, que pendant sa marche. La phlébite utérine ne paraît souvent qu'à la suite d'une inflammation gangréneuse de la membrane muqueuse de la matrice. Si la gangrène pénètre du vagin et de la matrice jusqu'au péritoine, elle occasionnera une péritonite. Les maladies puerpérales peuvent encore souvent donner lieu à d'autres maladies; mais ces maladies ne peuvent être considérées comme puerpérales, puisqu'elles ne sont pas primitives et qu'elles n'offrent rien de particulier ni dans leur apparition, ni dans leur cours. C'est ainsi, par exemple, qu'à la suite d'une phlébite utérine, nous voyons souvent se développer une pneumonie lobulaire métastatique; dans l'inflammation de la veine brachiale ou d'un autre grand tronc veineux quelconque, cette pneumonie peut prendre naissance et marcher de la même manière.

Ainsi l'on ne distingue pas une pleurite produite par une scarlatine puerpérale d'une autre pleurite, ni dans son commencement, ni dans son cours. Toutes ces affections secondaires ne peuvent donc point être regardées comme maladies puerpérales.

§ 4. *Il n'existe point de fièvre puerpérale, mais des maladies puerpérales différentes entre elles.*

Chaque maladie puerpérale forme par elle-même un tout avec des lésions anatomiques déterminées dans un des organes mentionnés. Une maladie puerpérale peut bien donner naissance à une autre, mais elle ne peut se transformer en elle, car les maladies puerpérales sont essentiellement différentes entre elles. On ne peut, par conséquent, les comprendre toutes sous la même dénomination. Il n'existe donc point de fièvre puerpérale, mais il y a des maladies puerpérales, qui ont une entité propre et par conséquent doivent être bien distinguées.

On rencontre ordinairement toutes les maladies puerpérales confondues sous le mot générique de *fièvre puerpérale*. Cependant une observation plus exacte montre clairement que les différentes affections puerpérales non-seulement ne peuvent être désignées sous un tel nom, mais encore que ce mot doit être banni de la science, puisqu'il n'existe pas de raisons suffisantes pour qu'elle puisse l'admettre.

Pour embrasser sous une dénomination commune, comme celle de fièvre puerpérale, plusieurs formes de maladies, il faut nécessairement qu'elles présentent les mêmes changemens organiques, ou du moins des changemens qui puissent passer de l'un à l'autre. La forme d'une maladie n'est que l'ensemble des changemens successifs qui se manifestent par les symptômes extérieurs pendant la maladie qui leur a donné naissance. Ces changemens ont leur source dans une métamorphose morbide des quelques organes, qui nous est prouvée par l'anatomie pathologique. L'essence de l'affection consiste, selon nous, dans ces changemens organiques. La tâche du médecin est de concilier, de mettre en harmonie *ces changemens* et les diverses manifestations extérieures de la vie, c'est-à-dire *la forme de la maladie*.

Heureusement les maladies puerpérales appartiennent à celles où les autopsies fournissent le plus de résultats. Les ouvertures des cadavres ont constamment démontré un nombre de changemens organiques provenant tantôt d'un organe, tantôt d'un autre, tantôt de plusieurs ensemble. Or, toutes les maladies produisant ces changemens organiques dont nous parlons, peuvent paraître isolées ou réunies; elles sont par conséquent des affections différentes. L'ana-tomie pathologique ayant démontré l'existence de différentes maladies puerpérales, leur forme, leur apparition, leur marche doivent aussi être déterminées. Mais comme il est impossible de confondre les différentes maladies puerpérales sous le nom générique de fièvre puerpérale, de même il n'y a aucune forme qui corresponde à cette dénomination. Que pourrait-elle donc être, sinon une fièvre provenant des couches? Or, une telle fièvre n'existe point.

Nous voulons répondre à une objection que l'on pourrait peut-être proposer. Il se rencontre souvent chez les femmes en couche, des maladies fébriles dont on ne peut découvrir le siège que dans le cours de la maladie, ou que l'on ne peut même pas découvrir du tout. On pourrait alors facilement être porté à nommer une telle affection *fièvre puerpérale*. Cependant, si un tel cas se termine par la mort avant que l'on ait pu s'as-surer du siège de la maladie, l'autopsie démontre toujours que l'un des organes dont nous avons parlé, est le foyer du mal. L'on avait déterminé la maladie d'après un symptôme; l'on s'était trompé grossièrement en voulant cacher derrière un mot une ignorance excusable. Il n'existe donc point de fièvre puerpérale, mais il existe de vraies maladies puerpé-rales, qui sont différentes d'après l'autopsie et d'après leur apparition.

§ 5. *Les maladies puerpérales sont de nature inflamma-toire; souvent elles détruisent presque complétement l'idiosyncrasie des malades.*

Les maladies puerpérales sont des inflammations des organes que nous avons désignés. Ces affections se distinguent de beaucoup d'autres par la violence de leur apparition et la régularité de leur cours. C'est pour cela que dans beaucoup de cas l'idiosyncrasie (l'individualité) des malades n'imprime pas son cachet à la maladie, ce qui fait que l'on rencontre une uniformité dans les symptômes et dans la marche, que l'on ne trouve que rarement dans d'autres maladies.

L'on pourrrait bien *à priori* conclure que les maladies puerpérales doivent être de nature inflammatoire. Chaque organe se trouve plus disposé à des maladies de cette nature, lorsqu'il vient de remplir une fonction importante ou qu'il en commence une nouvelle. Car dans cet état les organes réagissent avec beaucoup plus de célérité et d'activité contre les influences de toute nature; de là naît la disposition à l'inflammation qui n'est autre chose que la réaction locale portée au plus haut point. Tout cela est confirmé par l'expérience. Aussi long-temps que nous devrons regarder comme signes anatomiques de l'inflammation l'injection des plus petits vaisseaux, le sérum floconneux, l'exsudation lymphatique, le pus, nous devrons aussi admettre que ces maladies sont des inflammations que tous ces signes accompagnent. Au reste, le cours des maladies correspond parfaitement à ces signes.

Souvent on voit au commencement ou dans le cours des maladies puerpérales des marques de putridité, d'une exsudation sanieuse, mais il ne faut point en conclure que l'essence de ces maladies n'est pas inflammatoire. La vie est absolument en dehors des lois chimiques, et elle peut communiquer à ses produits la force de leur résister, au point qu'ils conservent encore cette résistance plus ou moins long-temps après avoir été séparés de l'organisme, par exemple : le lait, la salive, l'urine, etc. Il arrive cependant quelquefois que la combinaison des élémens des produits organiques est si faible, qu'à peine ont-ils pris naissance, ils tombent sous l'empire des lois chimiques. Cela démontre seulement l'impuissance où est l'organisme de donner à ses produits assez de force de cette résistance mentionnée. De cette manière naît la sanie, l'exsudation sanieuse; mais les inflammations dans la marche desquelles ces phénomènes se développent, sont des inflammations septiques.

Parmi les maladies puerpérales, il s'en rencontre dont le *cours* est ordinairement *fort rapide* et qui atteignent souvent un *degré d'intensité considérable;* il s'en trouve d'autres dont la durée est plus longue et le *cours* plus *régulier.* Or, il est connu que *plus une maladie est intense, plus son cours est rapide et régulier, plus l'individualité du malade disparaît.* Les différentes *formes* de maladies ayant en partie leur source dans l'individualité du malade, le nombre des formes diminuera à proportion que cette idiosyncrasie sera plus complètement effacée. Dans un cas le malade n'a pas assez de temps, dans l'autre il n'a pas assez de puissance sur la maladie pour lui donner sa propre empreinte; il est vaincu, entraîné par la maladie. Le choléra nous fournit une preuve éclatante de ce que nous venons de dire. Existe-t-il une maladie dont l'apparition soit plus subite? Plus il attaque violemment un individu, plus son individualité s'efface: elle se détruit même complètement. En quelques heures il change souvent la physionomie d'une manière horrible, au point que l'on reconnaît bien le choléra, mais l'ami ne reconnaît plus son ami. La même chose a lieu dans les maladies puerpérales; quelques-unes d'entre elles, comme la péritonite puerpérale, détruisent presque l'individualité par leur *intensité* et la *rapidité* de leur cours, puis elles se manifestent par des *symptômes uniformes* et ne tardent pas à produire *l'expression particulière* à cette maladie; d'autres maladies puerpérales produisent les mêmes effets par *la régularité* de leur cours, par exemple la métrophlébite puerpérale.

§ 6. *Rapport de la fièvre avec les maladies puerpérales.*

Les maladies puerpérales sont accompagnées de fièvre à leur apparition, ou la fièvre se manifeste pendant leur cours. Une femme en couche ne peut être déclarée en franche convalescence, jusqqu'à ce que toute trace de fièvre ait entièrement disparu.

Les maladies puerpérales démontrent clairement que la fièvre n'est qu'un symptôme, mais elles démontrent aussi sa grande importance. *Elle est bien toujours l'ombre de la maladie,* selon l'expression de Frank, *mais dans beaucoup de maladies elle en est aussi inséparable que l'ombre de son corps.* Si, dans l'organisme dont l'intégrité repose sur l'équilibre des organes et de leur conservation mutuelle, il se développe une affection locale quelconque qui dépasse, sous le rapport du temps et de l'intensité une certaine durée et une certaine acuité, on voit l'organisme d'après ses lois, manifester certains phénomènes vitaux tendant à détruire l'affection elle-même ou à neutraliser son influence nuisible. Quoique l'intensité de la fièvre ne soit pas toujours en raison directe de l'affection locale, ce qui arrive cependant ordinairement, elle est pourtant toujours en raison directe de l'action de la maladie sur l'organisme et de la manière dont l'organisme exerce sa réaction sur l'affection locale. C'est pour cela que la fièvre est un symptôme si important pour le médecin, et il n'y a réellement aucun danger dans les maladies puerpérales tandis qu'il n'y a pas de fièvre ; mais pendant le cours de la maladie il y a toujours à craindre aussi long-temps qu'il en reste quelque trace. Au lieu qu'après des maladies graves, comme la pneumonie, le typhus, la méningite, etc., le pouls est toujours accéléré pendant la convalescence, les maladies puerpérales ont cela de particulier que dans cette période le pouls devient beaucoup

plus lent qu'il ne l'était avant la maladie, ce qui est d'une
égale importance pour le traitement et le pronostic.

§ 7. *Les maladies puerpérales sont tantôt sporadiques,
tantôt pandémiques.*

Les maladies puerpérales sont tout aussi bien de
nature sporadique qu'épidémique et endémique.
Par la disposition particulière où se trouve une
femme en couche, les influences nuisibles ordinaires peuvent facilement donner lieu au développement d'une maladie puerpérale, ce qui est au reste
suffisamment démontré par l'expérience.

La disposition aux maladies est, comme nous venons de
le dire, beaucoup plus grande chez une femme en couche
que chez d'autres femmes. Si une influence nuisible agit sur
elle, il est naturel qu'elle tombe plus facilement malade
d'une manière plus conforme à son état (l'état puerpéral)
que de toute autre manière. Il est donc impossible de ne
pas admettre l'idée de l'origine sporadique des maladies
puerpérales, ce qui, du reste, est clairement prouvé par
l'expérience; car dans tous les temps on a vu des cas isolés
dans les hôpitaux, les établissemens destinés aux accouchemens, dans les villes et dans les campagnes. Une re-
cherche exacte peut ordinairement dans ces cas découvrir
les causes individuelles de ces affections.

§ 8. *L'origine endémique s'explique par le miasme
puerpéral.*

L'origine endémique des maladies puerpérales
peut fort bien s'expliquer par l'accumulation et la

condensation du miasme puerpéral qui, quelquefois même, peut prendre le caractère contagieux.

La transpiration de la peau et des poumons est considérablement augmentée chez les femmes en couche; les lochies entraînent et livrent plus ou moins à la décomposition les matières qui doivent être encore séparées de la surface interne de la matrice; les mamelles se trouvent dans une activité toute nouvelle. Tout cela occasionne dans l'atmosphère qui environne la femme en couche la mieux portante une corruption particulière qui se reproduit continuellement et qu'un odorat un peu exercé reconnaît aussitôt qu'il entre dans un appartement où ne se trouverait qu'une seule femme en couche. Nous appellerons ce miasme *puerpéral* (1). Or, si un nombre considérable d'individus exhalant

---

(1) Tout homme bien portant corrompt continuellement l'atmosphère qui l'environne, par ses exhalaisons qui sont un *miasme particulier*, et *qui se reproduit sans cesse;* il en est de même de chaque malade. Plus il y a de personnes renfermées dans un espace étroit, plus le changement d'air y est empêché; le miasme doit nécessairement s'accumuler et se condenser davantage, et passer ensuite à l'état *méphitique.* Il n'y a qu'une différence de gradation entre ces deux états; car il est impossible de déterminer leurs limites réciproques. Les *miasmes* et les *méphites* produits par l'exhalaison de personnes bien portantes qui séjournent quelques temps au milieu d'eux, ne peuvent exercer qu'une influence défavorable générale, parce qu'ils n'ont qu'un caractère miasmatique général et non spécifique. Les exhalaisons particulières d'où ils naissent sont trop différentes entre elles, et leur individualité se perd dans la masse. La même chose a lieu pour les *miasmes* et les *méphites* produits par des personnes malades, mais atteintes de maladies tout-à-fait différentes, ce qui fait que le caractéristique de chaque exhalaison se détruit entièrement par la différence des autres; par conséquent, ces miasmes n'ont qu'une influence nuisible générale sur l'organisme. Mais il en est tout autrement lorsqu'un grand nombre de malades atteints de la *même maladie* se trouvent accumulés; ici, toutes les exhalaisons particulières ont le même caractère, qui passe à l'état de *miasme* et de *méphite.* Avec ce caractère déterminé et des circonstances favorables, ce *méphite* peut aller jusqu'à la *contagion*, c'est-à-dire que son effet nuisible sur l'organisme

ce miasme se trouvent rassemblés dans un espace resserré, ces exhalations s'accumulent, le miasme puerpéral se condense, augmente encore par son action la disposition particulière et peut vraiment produire des maladies puerpérales. La preuve de ce que nous avançons repose sur un fait connu de tous les praticiens : sur un nombre égal d'accouchées même en dehors de toute influence épidémique, un plus grand nombre tombe malade dans les maisons d'accouchement qu'en dehors d'elles, quoique dans ces établissemens les secours et les soins soient beaucoup plus prompts qu'ils ne le sont ordinairement dans le monde. Pendant des endémies fort intenses, dont l'existence était prouvée particulièrement parce qu'il ne régnait alors de maladies puerpérales que dans les maisons d'accouchement, on ne pouvait mettre un terme au mal qu'en dispersant les accouchées. Je vais répondre à une objection que l'on pourrait proposer sur le premier point. Dans les maisons d'accouchement les femmes peuvent bien plus facilement être atteintes de la maladie sans l'influence endémique du miasme puerpéral,

ne sera plus seulement général comme dans les cas précédens ; mais il a un caractère spécifique, et peut quelquefois produire la même maladie que celle qui lui a donné naissance. Il n'existe non plus entre *miasme*, *méphite* et *contagion*, qu'une *différence de gradation*, qui souvent n'est pas moins déterminée par la période de la maladie que par la susceptibilité de l'individu ; de sorte que sur un individu il agira déjà comme contagion, tandis qu'un autre n'en éprouvera qu'un effet général ou n'en sentira pas la moindre impression. Presque chaque maladie accompagnée de fièvre peut produire un tel miasme. Si la reproduction, l'accumulation et la condensation continuent, il peut devenir *méphite*, et de là passer à la *contagion*. Qu'on réunisse par exemple dans une vaste salle un certain nombre de malades atteints du typhus ordinaire, qu'on remplace les morts et les convalescens par d'autres malades typhoïdes ; l'on verra que dans une violente épidémie la contagion ne tardera pas à se déclarer. (Dans les hôpitaux anglais destinés seulement aux fièvres chaudes, c'est ainsi qu'on y appelle le typhus, il meurt tous les ans du typhus un nombre considérable de jeunes médecins, ce qui n'arrive jamais dans les autres hôpitaux).

parce qu'on rencontre souvent dans ces établissemens les cas d'enfantement les plus laborieux, qui ne viennent se présenter qu'après des longues et inutiles tentatives qui ont déjà épuisé la femme et l'ont prédisposée par conséquent aux funestes suites de l'accouchement ; en outre, le plus grand nombre de ces personnes ne sont pas mariées, ce qui les rend tristes et les dispose particulièrement aux maladies. Tout cela est fort vrai. Mais on peut dire qu'il reste encore trop de cas d'accouchemens négligés hors de ces établissemens ; et la douleur et le chagrin, tout nuisibles qu'ils soient, ne sont pas plus fréquens dans ces lieux que dans le monde, et il y a certainement autant de femmes légitimement enceintes qui sont tout aussi malheureuses que celles qui le sont illégitimement. D'ailleurs les personnes qui cherchent un refuge dans les maisons d'accouchement sont le plus souvent grosses pour la première fois, jeunes et robustes.

Si l'on doit croire au rapport des différens auteurs, le miasme puerpéral a quelquefois pris le caractère contagieux dans les maisons d'accouchement. Il est cependant sûr que cela n'arrive que fort rarement et dans les formes putrides les plus développées. Pour nous, nous n'avons jamais observé, dans les endémies les plus violentes, une seule malade en couche qu'on puisse dire ou avoir communiqué ou avoir reçu la contagion.

§ 9. *Les agens épidémiques ordinaires et extraordinaires peuvent produire de vraies épidémies puerpérales.*

La susceptibilité des femmes en couche pour les influences extérieures se trouvant considérablement augmentée, les influences épidémiques doivent naturellement pouvoir donner naissance aux maladies puerpérales. Ces influences peuvent être de nature à occasionner des maladies chez les autres individus, ou à n'être point du tout senties par eux. Cette assertion est confirmée par l'expérience. Les épidémies puerpérales se développent quelquefois dans les établissemens d'accouchement ou en dehors.

Ce qu'il y a d'étonnant dans l'idée d'une épidémie qui n'atteint qu'une certaine classe d'individus, disparaît par une observation plus exacte. Car, comme il existe des épidémies qui attaquent les hommes et épargnent les animaux, d'autres qui atteignent les adultes et épargnent les enfans et les vieillards; quelle contradiction y aurait-il à admettre l'existence de certaines influences épidémiques, agissant spécialement sur les femmes en couche, surtout dans les maisons d'accouchement où elles se trouvent dans des circonstances si défavorables? Pourquoi ne se rencontrerait-il pas chez les femmes en couche certaines maladies produites et modifiées par une influence épidémique? Ne voit-on pas l'avortement, la fertilité plus ou moins considérable régner épidémiquement? Toutes ces assertions sont constatées par l'expérience. Dans les maisons d'accouchement il se passe souvent un temps considérable pendant lequel on ne voit que peu de malades, et tout-à-coup, sans cause connue, un grand nombre sont atteintes. La maladie sévit souvent pendant plusieurs mois, jusqu'à ce que sans cause appréciable elle diminue et disparaît tout-à-fait. Si ces maladies étaient de pures endémies, il devrait y avoir une espèce de balance entre le plus ou moins grand nombre de personnes atteintes; et sur deux cents femmes, *on n'en verrait pas mourir dans un mois deux ou trois, et jusqu'à cinquante le mois suivant.* D'ailleurs la ressemblance des formes parle également en faveur de l'existence d'une action épidémique; c'est ainsi que dans

2.

une épidémie puerpérale, on rencontre presque continuellement une métrophlébite sans péritonite avec exsudation;
l'épidémie suivante offrira une péritonite chez tous les individus; dans une troisième épidémie, après un cours de
plusieurs jours, la péritonite passe en pleurite intense chez
presque toutes les malades. Les maladies purement endémiques ne changent pas ainsi de forme, les maladies sporadiques ne présentent jamais simultanément une telle unité
de formes.

§ 10. *Les maladies puerpérales sont aussi anciennes que les autres maladies.*

Les maladies puerpérales sont au nombre des
plus anciennes de l'espèce humaine. La disposition
de la femme produite par l'accouchement ne peut
jamais avoir été différente de ce qu'elle est aujour-
d'hui, parce que ses causes avant et après l'accouchement ont toujours été les mêmes. Il ne peut non
plus avoir existé d'autres maladies puerpérales, et
elles doivent toujours avoir été sporadiques ou épidémiques; et depuis qu'il existe des établissemens
d'accouchement, elles peuvent aussi avoir été endémiques. Ce raisonnement constate l'histoire de ces
maladies.

Le nombre des maladies humaines ne peut être infini, car
les causes qui les produisent ont certaines limites, qui sont
l'organisation et *les agens extérieurs*. Ces derniers appartiennent au temps, aux lieux ; ils sont accidentels et variables,
tandis que les rapports organiques sont des causes constantes.
Il résultera de là que les *pandémies*, occasionnées par les

agens extérieurs, seront sujettes à un changement bien plus fréquent que les maladies qui sont sous l'influence de la constitution, c'est-à-dire les *sporadiques*. La disposition puerpérale et les maladies qui en dérivent ont donc toujours été les mêmes, vu que toutes les influences nuisibles, pandémiques et autres, peuvent produire les mêmes maladies chez les femmes en couche. La différence consiste seulement dans le plus ou moins grand nombre de personnes atteintes, et dans la plus ou moins grande malignité du caractère de la maladie. Il n'y a aucune maladie puerpérale qui ne puisse paraître tout aussi bien sporadiquement que pandémiquement. Les rapports de tous les temps sont d'accord avec ce qui précède, autant qu'il est possible d'expliquer leurs hiéroglyphes. Hippocrate nous en fournit un exemple frappant dans l'histoire d'une maladie où il dépeint avec tant d'exactitude le cours de la métrophlébite, qu'il est impossible de ne pas la reconnaître. Néanmoins on n'a considéré que dans ces derniers temps cette maladie comme puerpérale.

§ 11. *Rapport des maladies puerpérales avec les autres maladies.*

Les maladies puerpérales et les autres maladies s'excluent plus ou moins réciproquement : il arrive cependant quelquefois qu'elles sont compliquées d'une autre maladie ; alors leurs symptômes se trouvent confondus.

La disposition puerpérale ne favorise guère l'apparition d'autres maladies ; c'est pour cette raison que les inflammations, les fièvres intermittentes, les exanthèmes, etc., n'attaquent que rarement les femmes en couche. Les épidémies même, lorsqu'elles ne sont pas trop violentes, les épargnent ordinairement ; à l'hôpital de Vienne, par exemple, les femmes en couche ont été exemptes à plusieurs reprises de la grippe et du typhus ; tandis que le choléra les décimait, chaque fois qu'il paraissait, avec violence. Au contraire, une diathèse fongueuse ou tuberculeuse peut prévenir le développement des maladies puerpérales. Les malades atteintes de phthisie tuberculeuse très avancée, périssent ordinairement dans les couches, sans être cependant prises de maladie puerpérale; il en est de même des femmes atteintes d'une maladie grave au moment des couches: elles restent dans leur première disposition. Une pneumonie, une hépatite, une hydropisie ne font souvent qu'accélérer la mort dans les couches : mais l'on ne découvre alors aucun symptôme d'affection puerpérale, l'autopsie n'en montre non plus aucune trace, il n'y a eu que la marche de la première maladie de précipitée.

Si les femmes en couche atteintes de maladie puerpérale sont attaquées par les épidémies violentes, il se développe alors des complications de deux maladies, dont les symptômes se limitent et s'effacent mutuellement. C'est ainsi qu'en 1836 on a vu à l'hôpital de Vienne un grand nombre de femmes enceintes et de femmes en couche bien portantes, être atteintes du choléra tout aussi bien que celles qui souffraient de maladie puerpérale. Cette complication donna naissance à des symptômes particuliers fort intéressans se rapportant aux deux maladies.

§ 12. *Etiologie générale des maladies puerpérales.*

Toute cause intérieure ou extérieure capable en général de produire une maladie, peut occasionner une maladie puerpérale. On doit mettre en première ligne les accidens extraordinaires survenus pendant la grossesse ou l'enfantement, secours de l'art pénible ou mal dirigé; influences morales, endémiques, épidémiques; peut-être la contagion.

Les accidens qui compliquent la grossesse et l'enfantement sont ordinairement suivis de maladie puerpérale. Les couches prématurées, si elles ne sont pas le résultat d'une prédisposition particulière, donnent souvent lieu à de violentes maladies puerpérales. Les accöuchemens longs et pénibles, spécialement ceux qui occasionnent de fortes contusions à cause de l'étroitesse du passage, produisent souvent de grandes inflammations. Les convulsions, les hémorragies pendant l'accouchement déterminent facilement une maladie, et dans le dernier cas souvent de caractère putride. Les opérations sont quelquefois d'une si grande difficulté, que malgré la plus grande attention et le plus grand soin, elles donnent lieu à des lésions considérables, telles que les versions difficiles, l'extraction du placenta, l'application du forceps. D'ailleurs souvent on attribue bien à tort à l'opération un effet qui était déjà produit avant qu'elle ne commençât. L'on ne peut nier cependant qu'une manière d'opérer rude et maladroite ne produise souvent plus de mal que de bien. *Les femmes tombent facilement malades après une double parturition, et il n'est pas rare de voir souvent la mère suivre au tombeau les enfans qui ordinairement ne vivent pas longtemps.* Les affections morales exercent aussi une influence fort nuisible sur les couches. Plus elles ont jeté de profondes racines déjà avant l'accouchement, plus leur action est nuisible. Souvent elles donnent lieu à des hémorragies considérables, qui seules suffisent pour provoquer des maladies puerpérales.

Tout ce que l'on connaît des agens pandémiques qui occasionnent des maladies puerpérales, c'est leur existence. Celle-là est prouvée par l'apparition et la disparition subites des maladies puerpérales épidémiques, après avoir duré un certain temps, et par là ressemblance de leur formes, de leur marche et de leurs terminaisons. On ne peut contester, du moins en théorie, la possibilité de leur communication par la contagion, quoiqu'elle n'ait lieu que bien rarement, parce qu'on fait tous les efforts possibles pour la combattre pendant les endémies et les épidémies intenses, qui seules puissent déterminer la formation d'une contagion.

§ 13. *Traitement général des maladies puerpérales.*

Un traitement antiphlogistique est le seul qui promette quelque succès dans la plupart des maladies puerpérales. La marche de la maladie ou son caractère primitif exige souvent un traitement antiseptique, la convalescence bien prononcée un traitement absolument négatif.

Les maladies puerpérales sont ordinairement des inflammations locales : par conséquent le traitement antiphologistique doit produire les meilleurs résultats. Le plus haut degré de la fièvre ou de l'inflammation exige des saignées répétées, et certainement il n'existe pas de remède dérivatif dont l'action soit plus sûre et plus prompte. Souvent l'on doit substituer à ce traitement la méthode antiseptique. Son application locale, si elle est possible, promet de plus heureux résultats qu'un traitement général antiseptique.

La convalescence, après de graves maladies puerpérales est ordinairement longue ; elle exige des soins très assidus, et aussi long-temps que possible abstinence complète de tout remède stimulant.

D'ailleurs il n'y a presque jamais dans ces maladies une période où les fortifians et les stimulans soient convenables et produisent d'heureux effets.

§ 14. *Pronostic général des maladies puerpérales.*

Le pronostic des maladies puerpérales se fonde sur les considérations suivantes, que nous allons énumérer d'après le degré de leur importance : ce sont l'origine de la maladie, son caractère, son espèce, l'intensité plus ou moins grande de la fièvre, la marche, les différens symptômes, et enfin l'idiosyncrasie de la malade.

Le pronostic est fondé sur les considérations que nous venons d'énoncer, mais dont la valeur est cependant bien différente. Ce qu'il importe le plus, est de savoir si l'origine de la maladie est sporadique ou pandémique : le premier cas laisse ordinairement plus d'espérance. Les cas déterminés par un accouchement pénible, les convulsions, les affections morales se terminent ordinairement d'une manière funeste. Si le caractère de l'endémie ou de l'épidémie est malin, peu de malades peuvent en échapper; si ce caractère est sporadique, le danger est moins grand. L'espèce de la maladie prend une large part dans le pronostic. L'inflammation de la muqueuse utérine seule donne en général un bon pronostic, au lieu que la phlébite utérine, la péritonite putride ne laissent que peu d'espoir. Le degré du danger marche de front avec la violence ou la diminution de la fièvre; aussi longtemps que la fièvre existe, le danger n'a pas disparu. Le degré de la maladie est moins décisif; souvent l'on voit guérir les cas les plus intenses, lorsqu'ils sont sporadiques ou pandémiques, mais sans caractère malin.

Pendant le cours des maladies puerpérales, il se manifeste souvent quelques symptômes d'une grande importance pour le pronostic et qui tout-à-coup peuvent changer un pronostic fâcheux ou douteux en favorable, et *vice versâ*. La salivation ou l'anasarque dans une période avancée d'une péritonite puerpérale avec exsudation, sont des symptômes très favorables ; la disparition de la fièvre, malgré la continuation des douleurs, est encore un symptôme de bon augure , au lieu que le contraire annonce toujours quelque chose de funeste. Les frissons dans la métrophlébite sont un symptôme fatal , et plus funeste encore si l'ictère vient à s'y joindre.

L'idiosyncrasie n'a que peu d'importance dans le pronostic. Elle est ordinairement, comme nous l'avons dit (§ 5), presque complètement détruite dans certains cas, et elle donne tout au plus quelque sûreté dans les cas peu graves, où il n'est pas nécessaire d'y mettre beaucoup d'importance. Elle a une plus grande influence dans les cas graves à l'approche de la convalescence.

§ 15. *Moyens prophylactiques généraux des maladies puerpérales.*

Les seuls moyens prophylactiques seraient ceux par lesquels le médecin parviendrait avant, pendant et après l'accouchement ou à éloigner complètement tous les agens qui peuvent agir sur la femme d'une manière délétère, ou à rendre leur action aussi faible que possible. Or, il est très difficile d'en venir à bout, même pour les agens que nous connaissons; ceux que nous ne connaissons pas, les épidémiques par exemple , il est impossible de les combattre directement. Mais comme ils exercent une action plus énergique lorsque la disposition puerpérale est très prononcée , il faut du moins chercher à agir autant que possible sur les agens connus, pour les empêcher d'augmenter encore cette disposition; et on parviendra par là à affaiblir indirectement l'action des agens qui nous sont inconnus et que nous ne pouvons directement combattre, par exemple les épidémiques.

On peut avec certitude échapper à beaucoup de maladies, tant spasmodiques que pandémiques et contagieuses, si l'on se soustrait à l'influence des causes qui les déterminent; mais il n'en est pas ainsi des femmes en couche. Il n'est pas dans la puissance du médecin d'éloigner toutes les causes qui la rendent malade, telles qu'accouchemens pénibles, versions, hémorragies. Comment éloigner promptement une affection morale? Cependant le médecin doit chercher à limiter les influences nuisibles qui lui sont connues, de manière à détruire entièrement leur action ou la rendre aussi faible que possible. En conséquence il ne faut pas trop différer les secours de l'art, et cependant n'entreprendre toutes les opérations qu'avec une extrême réserve. Bien souvent l'on termine trop vite l'accouchement au moyen du forceps, de la version, de l'extraction du placenta. S'il y a des convulsions, il faut se hâter de les faire cesser en terminant l'accouchement le plus promptement possible, et par l'emploi des dérivatifs les plus énergiques. Après une double parturition, lorsque les eaux ont été très abondantes, quand la femme était dominée par des affections tristes, il faut explorer la matrice extérieurement au moins toutes les cinq minutes, pour découvrir aussitôt que possible s'il n'existe pas un relâchement, et prévenir une hémorragie imminente. Après tous les accouchemens où des contusions considérables ont eu lieu, on doit au moins toutes les deux heures faire des injections émollientes dans le vagin, et plusieurs fois par jour dans la matrice; si les lochies ont une odeur fétide, on peut y ajouter un acide minéral. Quelques heures après la naissance il faut donner le sein à l'enfant, pour favoriser la sécrétion du lait; l'appartement doit être d'une température douce et convenablement aéré, l'esprit aussi calme que possible. Pour mieux mettre encore à profit tous les moyens qui sont en notre pouvoir, on ne laissera prendre à la malade, au moins pendant les six premiers jours, qu'une soupe légère.

§ 16. *Moyens prophylactiques dans les maisons d'accouchement.*

Les maisons d'accouchement exigent des soins particuliers. C'est là que l'idée d'affaiblir autant que possible l'action des agens nuisibles inconnus, en attaqnant ceux qui sont connus, se trouve tout-à-fait applicable. De vastes salles pour un petit nombre d'accouchées, la propreté, le changement fréquent de linge, une diète sévère y sont indispensables.

Tous les agens se trouvent non-seulement réunis dans les maisons d'accouchement, comme chez chaque femme en couche, mais encore le miasme puerpéral s'y trouve en plus grande quantité et beaucoup plus condensé; de sorte qu'il faut faire tous les efforts possibles pour détruire son action dangereuse. Il faut avant tout que la construction et la distribution du bâtiment soient convenables. Un hôpital est érigé dans un but spécial, que l'on doit de suite reconnaître à sa construction. Une maison d'accouchement doit avoir de nombreuses salles, distribuées pour un petit nombre de personnes. Comme il est de la plus haute importance de laisser quelque temps vides les salles qui ont été occupées un certain nombre de semaines, il faut que l'établissement possède quelques salles en sus de celles qui sont nécessaires à la réceptionde la plus grande quantité des personnes qui peuvent y arriver. Les salles doivent être vastes., faciles à chauffer et à aérer, être évacuées pendant plusieurs jours après avoir été occupée pendant quelques semaines, et être passées à la chaux deux fois par an. Le transport de la salle des accouchemens dans celles des accouchées doit être commode et sans danger; les malades doivent être séparées des autres femmes. Les salles destinées aux malades doivent en contenir huit à dix au plus. Une diète sévère est de première nécessité,

§ 17. *Espèces* (SPECIES) *de maladies puerpérales.*

Les espèces de maladies puerpérales connues jusqu'ici sont : 1° L'inflammation des veines de la matrice : *metrophlebitis puerperalis*; 2° L'inflammation de sa membrane muqueuse : *metrophlegmhy— menitis puerperalis*; 3° L'inflammation des ovaires : *oophoritis puerperalis*; 4° L'inflammation du péritoine : *peritonitis puerperalis*; 5° L'inflammation du vagin et du périnée: *koleitis et perinaeitis puerperalis*; 6° L'inflammation des mamelles : *mastitis puerperalis*; 7° Éruption scarlatineuse : *scarlatina puerperalis.*

En disant que ce sont là les espèces connues, nous entendons parler ici des maladies puerpérales qui ne se transforment pas l'une dans l'autre et qui ne sont point entre elles dans un rapport comme de cause à effet, mais qui peuvent tout aussi bien exister seules qu'avec complication. Leur division appartient à ces derniers temps, et ne repose pas moins sur les ouvertures de cadavres que sur les observations faites au lit des malades.

On s'apercevra peut-être qu'il manque ici la *manie puerpérale*, la *miliaire*, la *phlegmasie blanche*. Ce ne sont point des maladies d'un caractère particulier; mais elles peuvent être produites par celles que nous avons désignées. Il n'existe pas d'autres maladies puerpérales, quoique l'on puisse lire l'histoire d'un typhus puerpéral, de différentes fièvres puerpérales, de la méningite puerpérale, etc. Quelques-unes sont sans fondement; les autres sont des maladies dont la cause déterminante a surmonté en même temps la disposition individuelle et puerpérale. L'on ne peut pour cela appeler ces maladies puerpérales : autrement l'on pourrait encore dire qu'il existe un choléra puerpéral, puisque les femmes en couche en sont quelquefois atteintes.

La nouvelle formation osseuse (*ostéophyte*) que l'on rencontre dans le crâne de presque toutes les puerpères et qui souvent forme entre la dure-mère et la surface interne des os du crâne une couche osseuse de l'épaisseur d'une ligne, n'est point un état puerpéral. M. le professeur Rokitanski de Vienne la considère comme une suite de grossesse et elle paraît, selon lui, être en rapport avec le surplus d'acide phosphorique qui existe dans l'estomac des femmes enceintes.

DEUXIÈME PARTIE.

I. INFLAMMATION DES VEINES DE L'UTÉRUS, DE SES DÉPENDANCES ET DE SON TISSU CELLULAIRE (METROPHLEBITIS PUERPERALIS).

§ 18. *Lésions anatomiques de la matrice.*

L'autopsie montre quelques veines, à l'endroit de l'insertion du placenta ou sur les bords de l'utérus, dont le calibre est considérablement augmenté ; leurs membranes sont épaissies et remplies de pus et de lymphe plastique. D'autres veines de l'utérus contiennent de caillots de sang d'une consistance plus ou moins grande. Si la maladie a duré un certain temps, l'on rencontre du pus même dans les veines qui ne sont point enflammées ; et à leur voisinage une exsudation lymphatique dans la substance de l'utérus ou du pus provenant de la lymphe dans le tissu cellulaire sous-péritoné de la matrice. Dans ce tissu cellulaire, ainsi que dans les veines, il se rencontre quelquefois avec le pus ou même à sa place, une sanie fétide et de mauvaise couleur (*métrophlébite putride*).

Le calibre des veines enflammées acquiert souvent la dimension de plusieurs tuyaux de plumes ; quelquefois l'on peut introduire le petit doigt dans leur ouverture à certains endroits, de sorte que si l'on n'y fait pas bien attention, l'on croit avoir ouvert une caverne purulente : mais la surface interne n'est point interrompue et se dirige des deux côtés dans la direction de la veine et se termine dans son intérieur. Ordinairement ce sont les veines situées à l'endroit de l'insertion du placenta qui suppurent les premières; les plus grandes d'entre elles sont remplies de caillots de sang; la suppuration commence presqu'en même temps dans les veines des bords de l'utérus. Si la maladie a duré long-temps, la plupart des veines du col, du corps, du fond et des ligamens larges de la matrice, même des trompes et des ovaires, sont enflammées et remplies de pus. Si la dilatation des veines, en forme d'abcès, dont nous avons parlé, existe dans la proximité de la couche péritonéale de l'utérus, elle y produit une teinte brunâtre. Si on l'ouvre, il en coule une grande quantité de pus et de sanie. La matrice est quelquefois tellement parcourue dans toutes les directions de veines en suppuration, qu'elle prend l'aspect et la consistance d'une éponge; sa substance se réduit facilement en une masse très friable, d'un aspect sale. Si la phlébite dure long-temps, l'inflammation se développe dans la substance de l'utérus. Son parenchyme s'épaissit par l'infiltration lymphatique, et particulièrement autour des veines, qui sont enflammées et remplies de pus. La substance de la matrice est très friable dans ces endroits, et quelquefois dans un commencement de décomposition putride. Cette inflammation se rencontre plus souvent au col de la matrice, qui dans quelques cas rares atteint d'un côté la grosseur d'un œuf de pigeon; si l'on y pratique une incision, on traverse les veines en suppuration. Cette inflammation de la substance n'existe jamais sans phlébite; elle doit donc être considérée comme une suite de celle-ci et non comme une maladie puerpérale à part. La même chose a lieu dans l'inflammation de la couche cellulaire située entre le péritoine et l'utérus; on la reconnaît facilement à une infiltration gélatiniforme ou une lymphe purulente; il devait être fait mention de ce phénomène en parlant de la phlébite, parce qu'il l'accompagne souvent, ainsi que la péritonite intense; mais on ne le voit jamais seul. Au lieu de pus on trouve souvent dans les veines ou dans le tissu cellulaire, de la sanie ; c'est le signe d'une inflammation septique. Malgré la différence de toutes ces lésions, il peut arriver que l'utérus soit déjà revenu sur lui-même, que sa substance soit molle et pâle, que la surface interne paraît injectée ; ou bien la matrice peut être d'un volume double, sa substance friable jusqu'à la décomposition, et remplie de sang. Souvent la muqueuse de la matrice se trouve enflammée en même temps, comme il se manifeste aussi d'autres fois des symptômes d'inflammation du périnée et des ovaires, parce que toutes ces maladies ne s'excluent pas plus entre elles qu'elles ne se produisent. La phlébite gangréneuse est ordinairement accompagnée d'une inflammation putride de la muqueuse de l'utérus.

§ 19. *Lésions anatomiques hors de la matrice.*

Les changemens produits par la phlébite ne se bornent pas seulement à l'utérus. L'inflammation et la suppuration se communiquent à des veines plus ou moins éloignées, telles que la spermatique, la crurale, la veine cave, aux vaisseaux lymphatiques et à leurs ganglions ; le pus pénètre même dans la masse du sang. Il se développe alors des métastases sanieuses ou purulentes dans des organes intérieurs ou extérieurs. L'on voit souvent, si le cours de la maladie est long, des symptômes d'œsophagite, de laryngite, de gastrite, de ramollissement de l'estomac s'associer aux autres lésions anatomiques.

Les autopsies qui nous montrent la suppuration des veines de la matrice, sont suffisantes pour donner l'explication d'un cas quelconque et établir la certitude du diagnostic ; cependant ce ne sont pas les seuls changemens pathologiques qui peuvent se rencontrer, si la maladie est un peu de longue durée ; mais il se développe encore par suite de l'inflammation des veines beaucoup d'autres affections, qui peuvent paraître plus ou moins réunies. L'on rencontre fréquemment les deux veines spermatiques distendues et remplies de pus ; souvent aussi leurs membranes sont épaissies et recouvertes à l'intérieur d'une couche d'exsudation ; la même chose a lieu, quoique beaucoup plus rarement, dans la veine crurale. L'inflammation et la suppuration se communiquent souvent par la veine spermatique à l'iliaque ; dans quelques cas rares, même à la veine cave abdominale. L'on trouve alors celle-ci enflammée jusqu'à son embouchure dans le ventricule du cœur. Ses membranes sont considérablement épaissies, et leur surface interne recouverte d'exsudation. Leur conduit renferme un caillot de sang ou de lympe partie solide, partie en dissolution, ou la veine est simplement remplie de pus. L'on ne trouve plus de sang dans la veine cave dans toute l'étendue de la partie enflammée. Tous ces changemens n'ayant pas eu lieu dans les derniers momens de la vie, l'on conçoit à peine comment celle-ci pouvait encore exister avec de si grands désordres dans la circulation. Nous avons vu un cas où la malade passa plusieurs jours sans connaissance, avec un léger délire, après quoi l'agonie dura ncore vingt-quatre heures.

Les vaisseaux lymphatiques qui accompagnent la veine spermatique sont de même souvent enflammés et remplis de pus ; leurs ganglions lombaires en contiennent aussi. Le pus ne se rencontre pas seulement dans les veines et les vaisseaux lymphatiques, mais encore dans des endroits éloignés, sans que les vaisseaux intermédiaires paraissent prendre part à l'inflammation : c'est ainsi que l'on trouve souvent des points purulens de la grosseur d'un pois dans le caillot du cœur.

§ 20. *Métastases à l'intérieur.*

Dans la phlébite utérine, la plupart des organes renfermés dans les cavités internes de l'organisme sont exposés à des dépôts purulens. On les rencontre souvent dans les poumons, moins souvent dans la rate et le foie, rarement dans le cerveau et les reins; et le plus rarement encore dans le cœur et dans l'œil.

Si la phlébite utérine est de longue durée, elle donne ordinairement lieu à des métastases à l'intérieur. Les poumons nous offrent à leur surface, au-dessous de la plèvre, qui est rougeâtre ou bleuâtre, de petites places infiltrées de lymphe ou de pus, parfaitement circonscrites, pénétrant dans la substance des poumons de la grandeur d'un pois, même d'une noisette (*pneumonie lobulaire métastatique*). Dans quelque cas rares ces points purulens parcourent la substance entière de l'un ou des deux poumons, et acquièrent quelquefois la grosseur d'une noix. Ces noyaux sont durs, très friables, d'une teinte jaunâtre et contiennent souvent du pus liquide. Dans quelques cas plus rares ils ne sont pas parfaitement circonscrits et renferment une sanie noirâtre gangréneuse et d'une puanteur particulière (*pneumonie lobulaire gangréneuse, gangrène métastatique des poumons*). Si l'on rencontre de cette sanie après le cours de la phlébite utérine, *l'on peut être assuré qu'il en existe aussi dans les veines de l'utérus.* L'on trouve des infiltrations de cette nature dans la rate presque aussi souvent que dans les poumons. La rate est plus grosse qu'à l'ordinaire, elle acquiert souvent le double de son volume. Si ces noyaux ne sont pas nombreux, ils se développent ordinairement à la surface, et apparaissent comme des taches blanchâtres ou d'un rouge brun; la rate prend un aspect marbré. Sa substance est aussi très souvent parsemée

3.

de ces abcès. Quelquefois le point central d'une telle partie conserve sa solidité, lorsque la circonférence est déjà décomposée; d'autres fois la caverne purulente se trouve au milieu de la substance solide qui l'environne. Dans certains cas la substance entière de la rate est complètement fluante, de sorte qu'il n'y a que sa couche péritonéale qui prend l'aspect d'un sac rempli d'une bouillie rouge-brune. Ces dépôts purulens se rencontrent plus rarement dans le foie: ils sont contenus dans des cavités de la grandeur d'un pois ou d'une fève ; la substance qui les entoure est plus sombre et plus solide; le reste ne présente point de changement. Ces places purulentes sont tantôt à la surface, tantôt dans la profondeur des différens lobes; elles apparaissent comme de petites éminences blanchâtres, à cause du pus qu'elles renferment; ou bienon les reconnaît, si leur situation est plus profonde, à une teinte plus sombre. Leur nombre varie beaucoup : souvent on ne trouve que trois, six, dix abcès ; dans un cas on en a compté au-delà de deux cents dans les différentes régions du foie; ils étaient de la grosseur d'un grain de moutarde jusqu'à celle d'un pois.

Il n'existe pas de place déterminée dans le cerveau ni dans le cervelet, où ces dépôts se développent particulièrement. On les rencontre au nombre de deux, trois ou quatre, de la grosseur d'un pois ou d'une noisette. La substance environnante est imbibée de pus; elle devient alors molle et glutineuse. Dans les reins, les dépôts purulens se forment tout aussi bien dans les calices que dans la substance. Dans la métastase sur l'œil, qui est extrêment rare, le pus s'épanche dans les cavités. L'iris prend alors une teinte sale ; elle devient rigide et enflée. Dans le cœur on n'a rencontré jusqu'ici des abcès que dans les parois des ventricules.

§ 21. *Métastases à l'extérieur.*

Comme les organes intérieurs, les extérieurs peuvent aussi devenir le théâtre de dépôts purulens ; aussi les rencontre-t-on souvent dans la glande thyroïde, et plus souvent encore dans les parotides. Le pus se dépose fréquemment aussi dans les diverses articulations du corps, quelquefois dans les symphyses du bassin. Les métastases à la peau paraissent sous la forme de pustules discrètes sous l'épiderme, ou concrètes sous la forme d'infiltration du tissu cellulaire sous-cutané et intermusculaire.

Les métastases sur la glande thyroïde ou sur les parotides se caractérisent par la tumeur à laquelle elles donnent naissance, et à l'ouverture de laquelle on voit couler une plus ou moins grande quantité de pus, tendant à prendre le caractère de sanie ; cependant, si la parotide est infiltrée de pus, il ne s'en échappe que quelques gouttes. Les abcès peuvent, dans ces deux organes, atteindre la grosseur d'une noix. Les abcès de la parotide donnent lieu quelquefois à des infiltrations de pus sous les muscles du col. On a vu dans un cas de cette nature le pus se frayer un chemin jusqu'à la clavicule ; celle-ci fut séparée à son milieu des parties environnantes, se caria ; la sanie pénétra jusqu'à la plèvre et amena une pleurite mortelle. On trouve beaucoup plus souvent du pus dans les différentes articulations. Jusqu'ici on a observé le plus fréquemment ces métastases dans les articulations du coude et de l'épaule, des doigts, de la cuisse ; du genou et de la mâchoire, aux extrémités des côtes et des clavicules. Si la durée est longue, l'os se carie presque toujours, le pus détruit les membranes capsulaires et s'épanche dans les parties environnantes. Souvent le pus fuse dans le tissu cellulaire autour de l'articulation, et la cavité est épargnée. A la place des cartilages on ne trouve souvent que du pus ou de la sanie ; leur substance a disparu ; les os, complètement dépouillés, sont presque toujours cariés. Rarement on rencontre aux extrémités, plus rarement encore dans d'autres régions, des vésicules de la grosseur de la variole ou d'un pemphigus remplies de pus et formées seulement par l'épiderme. La partie de la peau qui les environne ne présente rien d'extraordinaire, seulement leur base est fortement colorée en rouge.

L'infiltration a beaucoup plus souvent lieu dans le tissu cellulaire sous-cutané ou intermusculaire. La partie infiltrée présente alors une tumeur plus ou moins considérable, qui envahit quelquefois la moitié d'un membre; mais ordinairement elle a moins d'étendue. Si l'on pratique une incision dans cette tumeur, on trouve le tissu cellulaire rempli de pus ou de sanie, qui dans des cas rares pénètrent dans la substance musculaire et la changent en une bouillie sale.

Toutes les métastases à l'extérieur deviennent souvent gangréneuses. La gangrène s'est alors communément étendue dans toutes les directions et a attaqué les os du voisinage.

§ 22. *Marche.* — *Invasion.*

Souvent, dans les premiers jours qui suivent l'accouchement, l'on peut déjà soupçonner l'existence de la métro-phlébite par la présence de la fièvre et de la douleur. Ces symptômes manquent cependant souvent. Les douleurs de tête sont celles qui paraissent le plus fréquemment.

Le second ou le troisième jour après l'enfantement, quelquefois la seconde ou la troisième semaine, l'accouchée commence par éprouver de la fièvre; souvent un frisson la précède. En même temps que la fièvre elle éprouve des douleurs dans le ventre, et la pression désigne l'utérus comme organe malade. Souvent l'exploration est nécessaire pour rendre la malade attentive à sa douleur; souvent l'exploration n'en découvre pas. La douleur et la fièvre peuvent être légères ou se développer à un degré très intense. La malade se plaint souvent de maux de tête, de chaleur, de soif. Au début de la maladie on ne découvre dans bien des cas aucun symptôme, excepté la fièvre; et en établissant trop tôt son diagnostic, on s'exposerait à la confondre avec une inflammation des ovaires, *ou* une péritonite qui souvent se développe aussi sans douleur, *ou* avec la scarlatine puerpérale. L'utérus peut être d'un volume plus ou moins considérable, dur ou mou, son orifice fermé et indolent. Les lochies et le lait coulent comme à l'ordinaire, la peau est moite, l'appétit revient, l'urine n'offre rien de particulier; les traits du visage sont naturels, les malades sans inquiétude et ne pensent pas du tout à la présence d'une maladie. On a eu très long-temps l'idée que les lochies et le lait devaient cesser de couler dès l'instant que la fièvre puerpérale venait à se déclarer. Toutes ces fonctions, ainsi que celle de la peau, peuvent continuer, quoique la maladie ait déjà fait de grands progrès; elles peuvent même subsister dans sa dernière période, de sorte qu'on peut encore sur le cadavre exprimer du lait en pressant les mamelles; et si l'on y fait une incision, il en sort en abondance de leurs canaux.

§ 23. *Apparition des frissons caractéristiques dans la marche de la phlébite utérine.*

Les malades peuvent avoir la fièvre pendant huit ou dix jours sans la présence d'aucun autre symptôme. Tout-à-coup un frisson violent se déclare; il est suivi d'un second, d'un troisième; ces frissons établissent le diagnostic; ils n'annoncent point le commencement de la suppuration, mais l'existence du pus dans la masse du sang.

Si une femme en couche a la fièvre pendant huit à dix jours, soit que les lochies exhalent une odeur fétide ou non, si elle n'éprouve pas d'autre douleur que celle que produit une pression un peu forte sur la région sus-pubienne, l'état de la malade est toujours dangereux et il existe ou une inflammation ou son produit. Le médecin reste dans l'attente, et la suppuration marche avec rapidité. Tout-à-coup un frissson violent, qui est suivi de chaleur, se manifeste. Il est ordinairement suivi de plusieurs autres, qui ne laissent plus aucun doute sur la nature de la maladie. Ces accès ne démontrent point le commencement de la suppuration dans les veines; elle peut exister sans eux, elle peut même avoir existé sans causer de fièvre; mais ils annoncent seulement la réaction de l'organisme sur le pus qui se trouve mêlé à la masse du sang. La présence réelle du pus dans le sang est prouvée par les métastases qui s'en suivent, par exemple la pneumonie lobulaire gangréneuse dans la phlébite gangréneuse, ainsi que les tracés de pus que l'on rencontre dans les caillots du cœur. Ces frissons sont quelquefois si intenses, qu'ils peuvent durer une heure entière. Plus ce frisson est violent, plus il est long, plus aussi la chaleur est intense, ainsi que l'excitation du système vasculaire qui lui succède.

§ 24. *Périodicité et suites de ces accès.*

Ces accès affectent souvent un type régulier; souvent ils sont séparés par une apyrexie complète; d'autres fois les mouvemens fébriles continuent dans les intervalles. Les diverses métastases se développent pendant les accès, et leur étendue est ordinairement en raison directe de la violence et du nombre des accès.

Il n'y a pas de symptômes qui établissent avec plus de

certitude le diagnostic et le pronostic que ces frissons. Ils commencent souvent le dixième, le douzième jour, même plus tard, et l'on pourrait facilement leur donner peu d'importance, si la fièvre n'était pas toujours suspecte chez les femmes en couche. Cependant les frissons caractéristiques ne démontrent que trop tôt la cause de la fièvre. Quoique l'on n'observe point de régularité dans leur apparition, de sorte qu'ils cessent pendant plusieurs jours pour reparaître plusieurs fois en vingt-quatre heures, ils simulent dans quelques cas rares un type régulier; mais l'illusion disparaît dans peu de jours. C'est ce qui paraît avoir donné lieu à l'acception d'une *fièvre intermittente maligne chez les puerpères;* une observation plus exacte sur leur apparition aura bientôt fait disparaître l'idée d'une régularité dans ces accès. Le pus contenu dans le sang y est entré, ou parce que les veines du placenta ne sont pas sans communication avec la circulation, ou parce que l'inflammation et la suppuration ont pris naissance et se sont communiquées à des veines dans lesquelles la circulation s'exécute encore, ou enfin parce que les vaisseaux capillaires et lymphatiques peuvent absorber une quantité suffisante de pus et le conduire dans le sang. La manière dont le pus pénètre dans le sang n'est point indifférente sous le rapport de l'apparition des accès; car on peut admettre avec certitude *que plus la quantité de pus est grande et l'absorption rapide, plus la réaction est vive, ainsi que le frisson et la chaleur.* Alors la réaction a lieu par intervalles, et si les paroxismes sont *violens,* ils sont suivis d'une *apyrexie complète. Si, au contraire, le pus n'entre que peu à peu et en petite quantité, il s'en suit une réaction proportionnée;* les accès seront faibles ou presque imperceptibles, mais alors on observe un mouvement fébrile *continuel et peu intense.* La manière dont le pus entre dans la masse du sang n'est pas non plus sans importance sous le rapport des métastases. Si le sang contient du pus en quantité considérable, il est impossible qu'il n'en dépose pas dans les différens organes qu'il traverse;

c'est ainsi que se forment les dépôts que nous présentent les autopsies. Si au contraire le sang ne contient que peu de pus, il peut arriver que les organes sécréteurs ordinaires, tels que par exemple les reins, séparent le pus du sang, et qu'ainsi il n'arrive pas dans les autres organes. L'autopsie, la marche de la maladie, la guérison le prouvent suffisamment. Plus les accès sont nombreux et violens, plus les métastases sont étendues , plus les malades périssent rapidement ; et jusqu'à ce que les frissons aient disparu pendant un temps assez considérable, il n'est pas question de guérison. Si au contraire l'urine dépose un sédiment purulent, si la fièvre est modérée, s'il n'y a pas d'accès violens, eussent-ils même existé auparavant, s'il s'était déjà développé des métastases, il reste encore quelque espoir de guérison.

§ 25. *Diagnostic des métastases intérieures.*

Les inflammations de la veine spermatique, de la veine cave, des vaisseaux lymphatiques, ainsi que les métastases à l'intérieur, échappent souvent au diagnostic. La toux accompagnée de points pleurétiques et d'une expectoration sanguine purulente, annonce l'existence d'une pneumonie lobulaire ; si l'ictère paraît, on est assuré de sa présence.

Les métastases à l'intérieur échappent encore jusqu'ici fort souvent au diagnostic. Plus les accès se renouvellent, plus ils sont intenses, et plus on a raison de croire à l'existence des dépôts purulens. La pneumonie lobulaire est celle que l'on reconnaît ordinairement la première ; elle est accompagnée dans certains cas de toux, de points de côté, d'expectoration sanguinolente. Il est facile de comprendre que ses petits points hépatisés échappent à l'auscultation comme à la percussion

Quelquefois on a trouvé la veine crurale enflammée et en suppuration, non-seulement dans sa partie abdominale, mais encore dans un trajet considérable après sa sortie de cette cavité, sans que, pendant la vie, la moindre douleur, la moindre tumeur eussent donné indice de son existence. Il est important d'avoir vu et de connaître cette lésion, parce qu'on a souvent cherché la cause de la *phlegmasie blanche douloureuse de puerpères* dans l'inflammation des veines et de la crurale en particulier. Cependant cette opinion manque entièrement de justesse. On trouve quelquefois, il est vrai, dans l'inflammation des veines, une infiltration du tissu cellulaire qui les environne, une tumeur allongée, large de plusieurs pouces, suivant le cours des veines ; mais la cause du mal est toujours ici l'inflammation de la veine elle-même, au lieu que la *phlegmasie blanche* est toujours une inflammation métastatique, séreuse ou purulente du tissu cellulaire, ce que nous aurons encore plusieurs fois l'occasion de démontrer.

§ 26. *Diagnostic des dépôts extérieurs.*

La parotide métastatique se distingue de l'idiopathique par la rapidité de son apparition et de sa marche. Les douleurs dans les articulations, pendant le mouvement, annoncent avec certitude une inflammation métastatique ; la tumeur et la rougeur de l'articulation viennent s'y joindre. Une tumeur plus ou moins étendue, circonscrite, résistante, douloureuse, rouge, annonce l'infiltration du tissu cellulaire sous-cutané et intermusculaire. Avec le temps elle devient blanche et indolente ; souvent en peu de temps la fluctuation s'y établit, et, si l'on y pratique une incision, il en coule du pus en abondance. Il faut bien se garder de confondre les pustules métastatiques avec la variole ou le pemphigus. La suppuration des symphyses n'a point encore de symptôme caractéristique.

La connaissance des métastases extérieures n'offre pas de difficulté, si l'on connaît le cours de la maladie. Les dépôts extérieurs commencent avec plus ou moins de tension, de douleur, de difficulté dans les mouvemens, selon l'organe où elles se rencontrent. Ces symptômes durent rarement au-delà de vingt-quatre heures, sans qu'il existe déjà une déposition de pus plus ou moins considérable. L'inflammation métastatique de la parotide et de la thyroïde se distingue des inflammations ordinaires par la rapidité de son apparition, par une tumeur circonscrite, par une douleur violente, une rougeur intense, par la promptitude de son accroissement et de la suppuration.

Les malades se plaignent souvent de violentes douleurs dans les articulations; le moindre mouvement les augmente; l'on n'aperçoit encore point de tumeur, de rougeur, de chaleur. Ce symptôme annonce que la métastase a eu lieu dans la cavité articulaire ou dans le tissu cellulaire des membranes qui l'environnent; dans ce dernier cas, la pression est déjà très douloureuse, et les autres signes de l'inflammation ne tardent pas à se manifester.

Après des douleurs déchirantes dans les membres, on voit bientôt s'élever une tumeur plus ou moins étendue, circonscrite, résistante, très douloureuse, et d'un rouge pâle au commencement. Elle ne supporte pas la pression la plus légère, et s'étend souvent sur la moitié d'un membre; *c'est l'inflammation métastatique du tissu cellulaire sous-cutané et intermusculaire.* Un grand nombre de cas de la *phlegmasie blanche (phlegmasia alba dolens puerperarum Whigtii)* n'étaient certainement pas autre chose que des métastases de cette nature ; du moins la douleur , le temps de l'apparition de la tumeur , son aspect, son danger , le laissent justement présumer.—Les pustules à la peau se développent très rapidement ; les taches qui les précèdent sont à peine perceptibles. Leur grosseur varie de celle d'un pois à celle d'une petite noisette. Cette métastase est extraordinairement rare.

§ 27. *Physionomie puerpérale ; ictère.*

Après quelques frissons , la physionomie de la malade subit un changement considérable et prompt ; on voit se développer la physionomie puerpérale caractéristique , qui exprime une profonde lésion de l'organisme. Dans la phlébite , il se développe souvent une coloration ictérique particulière de la peau et de la sclérotique. L'autopsie ne montre cependant rien d'anormal dans tout le système cholopoëtique. La cause de cet ictère paraît résider dans la corruption du sang produite par l'absorption du pus.

Moins la figure d'une malade est changée dans les premiers jours de la phlébite, plus elle le devient dès que de violens accès de fièvre se sont manifestés. Le visage se décompose rapidement et exprime une affection profonde ; la physionomie reçoit une empreinte particulière, que l'on peut avec raison appeler puerpérale , et regarder comme une variété constante des physionomies abdominales.

Sous le rapport de la coloration de la peau , l'ictère dont nous venons de parler est des plus intenses. Il ne se développe qu'après plusieurs accès ; mais , dès qu'une fois il a paru, il devient après chaque accès beaucoup plus prononcé. Il est remarquable que l'on puisse chaque fois prédire avec certitude qu'il existe une pneumonie lobulaire, toutes les fois que, dans la phlébite, l'ictère s'est manifesté.

§ 28. *Manie*.

La manie paraît souvent sous une forme particulière. Le mélange de pus avec le sang semble lui donner naissance. Les paroxysmes se manifestent subitement, durent cinq ou six heures, et se répètent rarement. L'autopsie ne montre qu'une quantité de sang considérable dans les gros vaisseaux du cerveau.

Elle paraît produite par l'irritation que le sang mêlé de pus exerce sur le cerveau, et a, sous ce rapport, quelque ressemblance avec le délire des ivrognes à la suite du mélange du sang avec les spiritueux. Dans les deux cas, l'autopsie ne découvre point d'inflammation, pas même une congestion, mais une quantité de sang plus ou moins considérable dans les gros vaisseaux du cerveau, dans les membranes ou les enveloppes séreuses et leurs interstices. Souvent l'invasion de la manie est précédée d'une vivacité dans tout l'être de la malade, qui se manifeste par une célérité extraordinaire dans la parole. Les malades cherchent continuellement à fuir, parlent avec un sentiment profond sur les choses les plus contradictoires, quoiqu'elles reviennent toujours sur une certaine idée du dernier moment de leur connaissance. Tantôt elles sont furibondes, tantôt d'un délire joyeux. Leur visage est rouge, tugescent, le regard farouche, le pouls considérablement accéléré. Ces accès ne durent le plus souvent que cinq à six heures et dépassent rarement dix à douze heures. Les malades reprennent alors pleine connaissance, ou se trouvent tellement accablées par l'épuisement, qu'il est presque impossible de les en tirer. Ces accès reparaissent rarement; les malades ne vivent pas au-delà de deux ou trois jours.

§ 29. *Terminaison mortelle de la maladie.*

Les frissons se répètent à des intervalles plus ou moins éloignés et une fièvre hectique aiguë emporte la malade. Les douleurs reparaissent souvent à la fin, elles sont provoquées par le développement d'une péritonite. Dans le cours de la maladie on voit quelquefois l'éruption milliaire rouge ou crystalline.

Les douleurs, qui avaient cessé pendant un certain temps, reparaissent quelquefois à la fin de la maladie, aussitôt que l'inflammation et la suppuration se communiquent aux veines situées sous la couche péritonéale de l'utérus; le péritoine et les tissus voisins s'enflamment. C'est ce que l'on voit principalement dans l'inflammation gangréneuse, lorsqu'une transsudation de sanie a lieu. Ces inflammations ne font que hâter le terme fatal. La même chose a lieu si la gangrène se développe dans les métastases extérieures, ou si un ramollissement de l'estomac se déclare.

Nous parlerons (§ 76) de l'éruption milliaire, si fréquente chez les puerpères, et de son importance.

§ 30. *Convalescence.*

Dans la convalescence, les métastases extérieures disparaissent très lentement. Les veines de l'utérus sont oblitérées par un caillot blanchâtre, fibreux, presque solide.

Il y a des malades qui peuvent entrer en convalescence même lorsque des dépôts ont déjà eu lieu. Celles-ci disparaissent peu à peu et il se passe souvent plusieurs semaines jusqu'à ce que toute trace de métastase ait disparu dans la peau ou les articulations. D'après le cours de la maladie, les frissons, les métastases, l'absence des symptômes d'une autre affection, on est pleinement convaincu qu'elles étaient atteintes de phlébite; cependant elles meurent d'une autre maladie ou à la suite des métastases, par exemple, de la gangrène du tissu cellulaire. Ces malades fournissent l'occasion la plus favorable d'observer la guérison de la phlébite utérine. L'on trouve alors les veines, qui avaient été enflammées, considérablement dilatées; leurs membranes épaissies, leur embouchure remplie d'un caillot plus ou moins solide, blanchâtre, selon que la durée aura été plus ou moins longue. La partie fluide du pus a été resorbée, la lymphe plastique est devenue solide et s'est changée en une espèce de fibrine

§ 31. *Première formation de la phlébite utérine.*

La phlébite utérine se développe de trois manières : 1° Le sang qui reste dans les veines de l'utérus à l'endroit de l'insertion du placenta, au lieu de se solidifier et d'en fermer l'embouchure, se sépare en deux parties : le cruor et la lymphe; cette dernière se décompose, devient purulente, et amène l'inflammation à la surface intérieure de ces veines.

Les veines sont plus dilatées qu'ailleurs dans cette partie de la matrice qui est unie au placenta pendant la grossesse; elles restent encore dans cet état, après l'accouchement, plus long-temps que les autres veines utérines.

Une grande partie de ces vaisseaux se trouvant déchirés par la séparation du placenta; ils s'oblitèrent et ne participent plus à la circulation. Le sang qu'ils contiennent est à-la-fois poussé par les contractions continuelles de l'utérus, et dans d'autres veines où la circulation s'exécute encore, et dans la cavité de l'utérus, comme s'il était exprimé d'une éponge; c'est ce qui entretient en partie l'écoulement des lochies. Le sang qui reste encore dans les veines s'arrête, sa partie fluide est absorbée; et la partie solide forme un caillot qui les oblitère complètement. C'est le procédé physiologique qui se passe à l'endroit de l'insertion du placenta, quand l'utérus revient sur lui-même.

Cependant la résorption du sang resté dans les veines ne s'exécute pas toujours d'une manière aussi prompte et aussi uniforme qu'elle devrait. Alors il arrive facilement que la lymphe du sang coagulé se décompose et devient purulente; phénomène qui peut toujours avoir lieu dans la lymphe du sang. — Le pus formé par cette décomposition produit l'inflammation de ces veines, celle-ci favorise la décomposition ultérieure de la lymphe du reste du sang, et il se forme rapidement une quantité de pus bien plus considérable. C'est ainsi que la phlébite utérine se développe le plus fréquemment. Cela est démontré par l'autopsie, puisque l'on rencontre pendant les premières semaines après l'accouchement les caillots, dont nous avons parlé, solidifiés dans l'utérus; puisque dans la phlébite l'on trouve du pus dans les veines qui sont enflammées, dans celles qui ne le sont pas, et en même temps dans d'autres veines l'on trouve le sang coagulé tendant à la décomposition.

§ 52. *Deuxième et troisième formation.*

2° Le contact et l'absorption du fluide délétère qui se forme dans l'inflammation putride de la muqueuse de l'utérus, produisent l'inflammation et la suppuration dans les veines de la matrice.

3° Les veines de l'utérus s'enflamment aussi quelquefois indépendamment des causes que nous venons d'énoncer, peut-être par une lésion mécanique.

La séparation et l'expulsion des derniers restes du placenta encore attachés aux parois de la matrice sont accompagnées chez presque toutes les puerpères de plus ou moins de putréfaction. Si cette putridité augmente, il peut facilement en résulter une inflammation de la muqueuse. Aussitôt que cette sécrétion se met en contact avec les veines et qu'elle en est absorbée, il peut en résulter beaucoup plus rapidepement une phlébite, parce que l'action de la sanie est plus énergique et la phlébite prend alors le caractère putride. Des contusions considérables dans l'utérus ou dans le vagin, qui deviennent gangréneuses, donnent souvent occasion à cette maladie. Cette formation est à la vérité moins fréquente que la première : la troisième formation est plus rare que les deux autres.

§ 53. *Explication de quelques symptômes.*

Si l'inflammation et la suppuration se bornent à quelques veines, il s'ensuit souvent un arrêt et la convalescence. Il arrive cependant plus fréquemment que l'inflammation marche avec rapidité. Si le pus entre dans le torrent de la circulation, il donne naissance aux mouvemens fébriles, aux frissons, aux métastases.

La phlébite utérine s'étend plus ou moins rapidement dans l'intérieur des veines, et favorise ainsi la suppuration de la lymphe du sang; d'un autre côté cette inflammation s'accroît encore par la suppuration déjà existante et qui continue ses progrès. Si la phlébite a une étendue et une durée considérables, le pus entre dans la masse du sang, soit que

la phlébite se communique aux veines où la circulation
existe encore, soit qu'il entre dans le sang au moyen des
petits vaisseaux qui l'absorbent. L'organisation cherche à se
débarrasser de ce pus, comme d'un stimulus étranger, et manifeste une réaction plus ou moins intense, qui s'annonce
tantôt par une fièvre continue, tantôt par des paroxismes avec
des frissons violens, qui ont ordinairement pour suite les
métastases. Ces métastases venant du sang, elles peuvent
avoir lieu partout où le sang pénètre ; cependant le rapport de
quelques organes avec le sang exerce une grande influence
sur leur siège. C'est pour cela que nous voyons les poumons,
le foie, la rate spécialement atteints de métastases, parce
que ce sont les organes où l'élaboration du sang s'exécute
particulièrement. Cependant la fréquence des métastases
dans ces organes n'est pas uniquement fondée sur la quantité
de sang qu'ils reçoivent, autrement le cerveau et les reins
qui proportionnellement en reçoivent autant, même plus que
tous les autres organes, devraient y être aussi fréquemment
sujets. Il est probable que la rapidité avec laquelle le sang
traverse les petits vaisseaux de certains organes, a une
influence marquée sur la formation des dépôts purulens.

§ 34. *Les métastases ne sont pas des crises.*

Il ne faut pas considérer les métastases purulentes comme des crises, parce qu'elles n'ont point
d'effet sur la maladie qui leur donne naissance.

Comme l'on ne peut appeler critiques que les phénomènes qui exercent une action décisive sur la maladie, qu'ils
soient produits par la maladie elle-même ou par l'organisme,
les métastases purulentes ne peuvent sous ce rapport être
considérées comme crises. Le sang mélangé au pus peut le
déposer dans l'urine, dans les poumons, dans le foie, dans
la rate, sous la peau, sans que pour cela il en résulte un effet

favorable ou fâcheux sur l'affection locale dans la matrice. Quelques malades, atteintes de métastases, guérissent à la vérité, mais cela ne donne aucune raison de conclure que son apparition a été favorable; car le plus grand nombre des malades atteintes de phlébite avec métastases, meurent néanmoins de la métro-phlébite. Il est vrai que quelquefois les métastases se développent sur des organes extérieurs moins importans, et peuvent par là empêcher qu'elles n'aient lieu à l'intérieur; mais il ne faut conclure de là qu'en paraissant comme affection moins grave (seulement symptomatique), elles puissent en prévenir une beaucoup plus grave encore.

§ 35. *Etiologie.*

Nous avons énoncé plus haut les diverses formations de la phlébite; les causes qui contribuent le plus à leur développement sont les suivantes: accouchemens pénibles, hémorragies pendant l'enfantement ou pendant les couches, inflammation gangréneuse de la membrane muqueuse, chagrins, influences pandémiques. L'avortement mérite ici une considération particulière.

Tous les accouchemens où des contusions considérables ont eu lieu, peuvent facilement occasioner une inflammation de la matrice et du vagin, et celle-ci, en prenant un caractère putride, produit souvent la phlébite. Elle se développe particulièrement à la suite des hémorragies, parce qu'alors la matrice ne revient pas sur elle-même d'une manière aussi prompte et aussi complète, le sang s'y arrête plus long-temps et en plus grande quantité. L'influence fâcheuse que les chagrins exercent sur l'utérus n'est pas moins constante et moins remarquable; ils occasionnent souvent des pertes considérables, et donnent par là naissance à la phlébite. Faut-il en chercher la cause en ce que les affections morales détruisent en partie la contractilité de la fibre organique, et par conséquent celle de l'utérus ; ou bien leur action a-t-elle un effet direct sur la matrice ?

Après une grossesse de quelques semaines, l'avortement peut donner lieu à diverses maladies puerpérales, mais la plus fréquente est la phlébite. Cependant la cause qui a produit l'avortement y met une grande différence. Les femmes qui avortent par une prédisposition spéciale, deviennent rarement malades ; il y en a qui éprouvent des avortemens tous les quatre ou cinq mois, sans ressentir autre chose qu'une légère indisposition. Si l'avortement a eu lieu par cause violente, s'il a été provoqué, la plupart des femmes tombent malades et périssent ordinairement de phlébite utérine. Le danger n'est pas si grand avant le troisième mois ; mais à dater de cette époque, plus la grossesse est encore éloignée de son terme naturel, plus un avortement violent est à craindre. Nous connaissons des cas où dans le quatrième, cinquième mois une promenade rapide en voiture sur un chemin raboteux, un exercice pénible, l'emploi du spéculum ont produit l'avortement et une phlébite utérine mortelle. Deux cas où l'accouchement provoqué devint nécessaire dans le huitième mois, à cause d'étroitesse du bassin, se terminèrent de la même manière. Il ne faut donc pas croire que l'accouchement prématuré ne présente aucun danger, comme l'ont prétendu, dans ces derniers temps, quelques auteurs anglais et allemands.

La différence du danger qui existe dans l'accouchement provoqué et qui est presque nul dans l'avortement par prédisposition de la femme, consiste en ce que dans l'accouchement provoqué les préparations nécessaires à la contraction n'ont pas eu lieu ; tandis que pour la matrice disposée à expulser le fœtus avant terme, le quatrième ou le cinquième mois sont tout aussi bien le point culminant, que la fin du neuvième pour l'utérus dans l'état de santé.

§ 36. *Influence pandémique sur les métastases.*

Les épidémies et les endémies peuvent non-seulement déterminer une plus grande fréquence de la phlébite, comme d'autres maladies puerpérales, mais encore elles exercent une action sur leur marche ultérieure, et favorisent aussi la fréquente apparition de telle ou telle métastase.

Dans les grands établissemens destinés aux accouchemens, on ne voit pendant un certain temps que des phlébites, toutes les autres maladies puerpérales sont plus rares : à une autre époque les phlébites ont presque entièrement disparu; une autre fois la phlébite utérine se développe dans chaque péritonite, dont la durée s'étend au-delà de deux ou trois jours. Il ne faut donc point douter que tant d'affections de même nature ne peuvent se développer sporadiquement, mais qu'elles ont une cause commune ou quelque chose de pandémique. Ces influences exercent même leur action sur la fréquence et le siège des métastases. C'est ainsi que l'on rencontre à certaines époques dans presque toutes les phlébites la suppuration dans les vaisseaux lymphatiques lombaires; à une autre époque on ne la voit jamais. Tantôt ce sont les articulations, la peau; tantôt surtout les poumons, le foie, la rate qui deviennent le siège des métastases. L'influence individuelle paraît en être presque complètement exclue.

§ 37. *Ancienneté de cette maladie.*

L'explication que nous venons de donner démontre que la possibilité de la phlébite utérine se trouve, après l'accouchement, dans la structure et dans les rapports de la matrice. Elle ne varie jamais ; il est donc impossible de contester d'une manière solide qu'elle n'ait existé dans tous les temps. Ce raisonnement est appuyé sur la description très exacte d'une métro-phlébite puerpérale qu'Hippocrate nous a laissée dans ses écrits.

Cette histoire mérite d'être rapportée ici mot à mot. Elle est ainsi consignée (1) :

« Une femme logée place des Menteurs, après avoir péniblement accouché d'un garçon, à ses premières couches, fut prise d'une fièvre violente ; elle fut altérée dès le commencement. Elle se plaignait de maux de cœur. La langue était sèche. Il y avait des troubles dans les entrailles, avec des déjections d'un peu de matières claires. Point de sommeil.

« Le second jour *petit froid* et redoublement de fièvre. Un peu de sueur froide autour de la tête. Le troisième, beaucoup de déjections crues, claires, avec douleur. Le quatrième, *frisson* et rehaussement en tout ; insomnie. Le cinquième, mal. Le sixième, de même, beaucoup de selles liquides. Le septième, *frissons* et relâchement de fièvre ; grande soif ; agitation vers le soir ; sueur froide de tout le corps ; *froid* ; les extrémités froides, qu'on ne pouvait plus réchauffer. Dans la nuit, nouveaux *frissons* ; les extrémités restèrent froides. Point de sommeil ; un peu de délire, suivi bientôt du retour de la connaissance.

« Le huitième, vers midi, elle se réchauffa. Soif, état comateux, agitations continuelles, vomissement de matières bilieuses, en petite quantité, jaunâtres ; nuit inquiète, point de sommeil. La malade pissa abondamment, sans le sentir.

« Le neuvième, tout s'apaisait. L'état comateux. Il y eut

______

(1) *Morbi populares*, lib. III, morb. 12.

un *petit frisson* et vomissement d'un peu de bile. Le dixième, *froid* et rehaussement de fièvre ; pas un moment de sommeil. Le matin, beaucoup d'urines, qui déposaient ; les extrémités se réchauffèrent.

« Le onzième, vomissement de matières vertes, bilieuses ; des *frissons.* Bientôt après, les extrémités redevinrent froides. Le soir, des sueurs, *du froid,* vomissement copieux. La nuit fut très laborieuse. Le douzième, vomissement copieux de matières noires de mauvaise odeur ; un hoquet fréquent, de la soif fatigante.

« Le treizième, vomissement copieux de matières de mauvaise odeur ; *froid* vers midi ; perte de la parole. Le quatorzième, le sang coula par le nez ; la malade mourut. Elle eut constamment la diarrhée et *des froids.* Elle était âgée d'environ dix-sept ans. »

Notre maladie se trouve ici parfaitement décrite. A un accouchement pénible succède une maladie inflammatoire. *Le frisson* qui se manifeste au commencement de la maladie n'est pas encore caractéristique, puisque chaque inflammation, chaque maladie puerpérale peut s'annoncer de cette manière. Le *frisson* du quatrième jour inspire déjà des soupçons ; *des frissons,* en se répétant, le confirment et ne laissent plus aucun doute sur le diagnostic. La maladie fut d'assez longue durée, et se termina par un ramollissement de l'estomac. Hippocrate cite cette histoire parmi *les maladies populaires,* ce qui prouve que les cas de cette nature n'étaient pas rares.

§ 38. *Pronostic.*

En général, le pronostic est fâcheux. La disparition des frissons, de la fièvre, et la cessation de nouvelles métastases constituent un pronostic favorable ; autrement il est toujours grave, ou du moins fort douteux.

L'on ne peut, en général, établir qu'un pronostic funeste ; car, lors même que la maladie s'annonce avec le caractère le moins malin, un grand nombre de malades succombent. Dans les épidémies violentes, les quatre cinquièmes, même les neuf dixièmes des malades périssent. La disparition des douleurs, avec continuation ou augmentation de la fièvre, est un symptôme funeste ; la disparition de la fièvre et des frissons, quoique la douleur persiste, est d'un meilleur augure. L'apparition répétée des frissons caractéristiques des métastases est un signe funeste, parce qu'il démontre la violence et l'étendue de la maladie. La pneumonie lobulaire, la manie, la physionomie puerpérale, sont de sinistres présages ; l'ictère et le ramollissement de l'estomac, les plus graves de tous.

§ 39. *Traitement.*

Jusqu'ici il n'existe pas encore un traitement rationnel de la phlébite utérine. Le traitement anti-phlogistique général et local paraît avoir été utile dans quelques cas. L'emploi extérieur de la glace est peut-être dans le cas d'arrêter l'inflammation et la suppuration. Parmi les dérivatifs le jalap et le calomel, parmi les altérans le mercure, paraissent devoir être mis en première ligne. Lorsque les frissons ont paru, il ne faut plus rien attendre des remèdes : l'opium et la glace combattent avec le plus de succès la manie métastatique et les vives douleurs produites par des dépôts extérieurs.

Personne ne sait encore de quelle manière on peut mettre des bornes à l'inflammation des veines, à la suppuration, à l'entrée du pus dans le sang ; il n'existe donc point de traitement rationnel de la phlébite utérine. La saignée et les sangsues sont souvent nécessaires, quoique l'on ne saisisse pas bien leur effet dans la phlébite. la première pour combattre l'intensité de la fièvre, les sangsues pour calmer les douleurs; car relativement à l'inflammation, dont le siège est dans la profondeur des organes, elles n'agissent que par la quantité du sang qu'elles enlèvent. Pour produire une dérivation sur le canal intestinal, le jalap et le calomel sont préférables à tous les autres purgatifs. Les frictions mercurielles pourraient peut-être produire d'heureux résultats. Si tous ces remèdes, que l'on emploie selon le degré et la durée de l'inflammation, tantôt ensemble, tantôt séparément, n'amènent pas bientôt un changement, si les frissons se manifestent, il ne reste plus qu'un palliatif. Les abcès qui se forment rapidement sous la peau, dans les muscles, dans les articulations, doivent être ouverts aussitôt que possible, afin de prévenir des infiltrations ou des désorganisations considérables dans les parties voisines. Il faudrait cependant s'abstenir de l'opération souvent très douloureuse dans les cas où les symptômes et la marche de la maladie donneraient la certitude que la malade succombera prochainement. Les frissons ne cèdent à aucun remède. Le quinquina n'a aucune action sur eux; si les malades le supportent, il augmente au contraire la fièvre. Les métastases à l'intérieur n'échappent pas moins au traitement qu'au diagnostic. Les frictions opiacées calment les vives douleurs causées par les dépositions à la peau ou dans les articulations; les fomentations froides produisent aussi quelque soulagement. L'opium calme le plus promptement la manie. La saignée et les sangsues n'y produisent ordinairement aucun soulagement. C'est là et particulièrement vers la fin où tous les fortifians, tous les stimulans sont certainement nuisibles, que l'opium seul peut encore procurer un peu de repos à l'esprit et au corps. Sans ce précieux remède, que deviendrait le médecin compatissant dans ces cas qui résistent à tous les traitemens ?

II. INFLAMMATION DE LA MEMBRANE MUQUEUSE DE LA MATRICE (METROPHLEGMHYMENITIS PUERPERALIS).

§ 40. *Autopsie*.

L'ouverture du cadavre montre : 1° ou une exsudation plastique sur la muqueuse, et les traces anatomiques d'une autre maladie puerpérale devenue mortelle, car le caractère inflammatoire seul n'amène pas la mort ; 2° ou une exsudation d'un noir brun, fétide, sur la muqueuse de l'utérus, ramolli au point d'être facilement déchiré.

L'autopsie montre sur la muqueuse de la matrice une couche d'exsudation lymphatique plastique, souvent de l'épaisseur de plusieurs lignes, d'un aspect grisâtre, difficile à détacher ; cette couche s'étend quelquefois sur toute la surface de la membrane, ou ce qui a lieu ordinairement, sur quelques parties seulement ; le plus souvent elle se fixe vers le col ; l'utérus peut être ou non revenu entièrement sur lui-même. L'autopsie doit encore découvrir la phlébite ou une autre maladie devenue mortelle, parce que la mort ne peut être le résultat d'une simple inflammation de la muqueuse de la matrice. 2° Ou bien l'on rencontre sur la muqueuse une exsudation brunâtre ou noirâtre, gélatiniforme, liquéfiée, exhalant une puanteur gangréneuse (*inflammation putride*). La muqueuse est souvent réduite en une bouillie d'un aspect sale ; l'utérus est considérablement distendu, paraissant souvent d'un rouge brun à travers la couche péritonéale qui le recouvre ; sa substance est friable, facile à déchirer et pénétrée de sang en dissolution.

§ 41. *Marche de la maladie avec caractère purement inflammatoire.*

Si cette maladie paraît seule, elle s'annonce par la fièvre, plus ou moins de douleur; l'écoulement des lochies devient séreux, ou il cesse pour reparaître dans la convalescence, où il devient puriforme; souvent cette affection est compliquée d'une autre maladie puerpérale : il arrive rarement que la muqueuse sécrète et expulse des masses considérables de lymphe plastique.

Si cette maladie paraît avec une péritonite ou une phlébite, il est souvent impossible d'en établir le diagnostic, à moins qu'elle ne se manifeste comme inflammation putride, alors l'écoulement annonce son existence : si elle est seule, elle se caractérise par les symptômes suivans. Ordinairement deux, trois jours après l'accouchement une légère fièvre se déclare, sans douleur ou avec une douleur sourde dans la région de la matrice; les lochies deviennent séreuses, l'écoulement diminue ou cesse entièrement, le col utérin n'est pas encore augmenté de sensibilité, les malades se sentent à peine indisposées. Ces symptômes durent quelques jours sans augmenter considérablement, la fièvre diminue, l'écoulement des lochies reparaît sous forme d'un mucus purulent, et la convalescence s'établit déjà au quatrième ou cinquième jour. Dans d'autres cas la fièvre et la douleur augmentent, les lochies disparaissent à la suite de l'étendue de l'inflammation, la péritonite ou la phlébite viennent s'y joindre et déterminent ainsi la marche ultérieure de la maladie. Dans des cas plus rares il se forme sur la muqueuse une masse considérable de lymphe plastique; cette formation est accompagnée de douleurs vives et de mouvemens fébriles violens. Cette lymphe est expulsée en masses rondes et d'apparence graisseuse par les contractions de la matrice qui simulent les douleurs de l'enfantement; il en résulte alors un mieux considérable, et la guérison ne tarde pas à être complète.

§ 42. *Marche de l'inflammation putride de la muqueuse.*

L'inflammation putride de la muqueuse s'annonce par une forte fièvre, la chaleur, la soif et l'abattement, ou ces symptômes se réunissent à l'inflammation déjà existante. La peau devient sèche, les lochies fétides; le visage se décompose et prend un aspect cadavéreux; un assoupissement profond ou un léger délire se déclarent, et les malades ne tardent pas à succomber. Quelquefois une partie gangréneuse se sépare, et la guérison s'établit.

Les symptômes et la marche sont bien différens, lorsque l'inflammation de la muqueuse prend le caractère putride. Au commencement la fièvre est déjà beaucoup plus forte, le pouls petit, faible, donnant 140 à 160 pulsations à la minute. La malade est très agitée et se plaint d'une soif ardente, de chaleur et d'un abattement extraordinaire. La transpiration s'arrête, la peau devient sèche, ardente; la matrice est tuméfiée, molle, indolente, tout au plus donne-t-elle de légers signes de douleur sous une pression un peu rude. L'orifice de l'utérus est béant, brûlant, souvent très sensible. Les lochies ont un aspect sale, sanguinolent, répandent une odeur fétide. — La marche est ordinairement très rapide. Tous les symptômes augmentent, les traits du visage se décomposent, prennent une expression cadavéreuse, les malades tombent dans un assoupissement passager, le ventre se météorise, l'utérus est mou et sans résistance, à tel point qu'il est souventdifficile de déterminer son volume. Les lochies prennent l'odeur fétide qui caractérise la gangrène ; elles sont d'un noir sale ; un fluide muqueux de la même fétidité mêlé aux restes organiques devenus putrides, viennent convaincre l'explorateur en s'attachant à ses doigts. Ces symptômes ne durent pas long-temps, et le quatrième ou le cinquième jour les malades succombent ordinairement dans l'assoupissement ou dans un léger délire. Dans des cas plus favorables, ressemblant toutefois en général au tableau que nous venons de tracer et dans lesquels la fièvre, l'abattement, la décomposition du visage n'étaient pas si prononcés, ou bien dans lesquels les parties inférieures de l'utérus étaient seules enflammées et gangrénées, la séparation de ces parties s'effectue ; la suppuration et la guérison s'en suivent. Dans de tels cas, le col de la matrice est souvent détruit, ou bien une atrési se déclare ; d'autres fois il se fait une perforation de la vessie ou de l'urètre, qui donne naissance à une fistule vésico-vaginale ou urétro-vaginale, dont la guérison est fort difficile.

§ 43. *Fréquence et causes de cette forme.*

L'inflammation de la muqueuse est la plus fréquente de toutes les maladies puerpérales, mais elle est rarement sans complication, à moins qu'elle ne prenne le caractère gangréneux. Ce caractère se manifeste souvent comme endémique ou épidémique. Dans les cas sporadiques, c'est souvent un accouchement pénible, une dyscrasie scorbutique, une hydropisie, la putrescence du placenta, qui lui donnent naissance.

L'inflammation de la muqueuse est ordinairement accompagnée d'une autre forme à l'état sporadique aussi bien qu'à l'état pandémique. Cependant, si cette inflammation prend le caractère putride, elle peut alors paraître isolée. Ceci ne souffre aucun doute. Les maladies qu'on a appelées des putréfactions de l'utérus (*putrescentia uteri Boëri*), n'étaient certainement autre chose que des inflammations putrides de la muqueuse utérine.

§ 44. *Pronostic et Traitement.*

Le pronostic est en général favorable, pourvu que l'inflammation ne prenne pas le caractère putride. Un pouls donnant 140 pulsations, la physionomie puerpérale, le volume, la mollesse considérable de la matrice sont des signes fâcheux. Dans les cas inflammatoires, un traitement antiphlogistique, dans les cas septiques, l'emploi des acides minéraux, intérieurement et extérieurement, constituent la base de la thérapie.

Cette forme appartient en général aux plus bénignes, si elle n'est pas celle d'une épidémie régnante, ce qui rend le pronostic très fâcheux. La puanteur gangréneuse des lochies, l'orifice de la matrice béant, ne sont pas des signes absolument funestes, si la fièvre est modérée ; mais un pouls de 140 et plus, un changement marquant dans la physionomie, soit qu'ils paraissent au commencement ou pendant la marche de la maladie, l'assoupissement, sont des symptômes qui font établir un pronostic funeste. Si l'emploi des acides minéraux à l'intérieur et à l'extérieur ne triomphe pas du caractère gangréneux, il ne faut plus rien espérer du quinquina, du camphre, ni du vin.

III. **INFLAMMATION DES OVAIRES** (OOPHORITIS PUER-PERALIS).

§ 45. *Autopsie.*

L'un des ovaires , ou tous les deux , sont recouverts de lymphe plastique ; leur péritoine est injecté finement. L'ovaire enflammé est plus gros , sa substance friable, infiltrée de lymphe ou de la sérosité ; il renferme quelquefois plusieurs abcès. Tantôt les veines , tantôt les vaisseaux lymphatiques des ovaires sont remplis de pus ; et , dans ce dernier cas particulièrement , les ganglions lymphatiques lombaires et leurs vaisseaux.

Les ovaires sont ordinairement recouverts de nombreux flocons albumineux où d'une couche plastique presque solide et adhérens plus ou moins aux tissus environnans. Sa membrane péritonéale est alors tachetée d'injections nombreuses d'un rouge clair, semblables à de légers traits de pinceau. L'ovaire enflammé est quelquefois double, triple de son volume ordinaire ; sa substance est friable, infiltrée de lymphe ou de la sérosité. En même temps on trouve souvent dans sa substance plusieurs abcès de la grosseur d'une fève ; les vaisseaux lymphatiques et les veines sont remplies de pus ; au lieu de pus on rencontre assez souvent, comme dans la phlébite, de la sanie. Souvent la substance des ovaires est entièrement détruite, il ne reste qu'une capsule pleine de pus. Si l'oophorite est intense, les veines des ligamens larges et quelques veines de la matrice sont remplies de pus. Dans cette maladie, beaucoup plus fréquemment encore que dans la phlébite, on rencontre du pus dans les vaisseaux lymphatiques qui conduisent aux ganglions lombaires.

§ 46. *Marche.*

Quelques jours après l'accouchement, une fièvre continue se déclare avec ou sans douleur. Sa marche varie plus tard. Quelquefois la manie se développe, et la mort la suit de près ; ou bien les ovaires se tuméfient, des abcès se forment ; dans quelques cas rares l'on voit tous les symptômes de la phlébite ; enfin, la guérison a lieu quelquefois par résolution.

L'inflammation des ovaires est une des maladies purpérales les plus cachées et en même temps des plus dangereuses. Rarement on découvre de la douleur dans la profondeur du bassin sur les côtés de la matrice. Une fièvre continue violente est le seul symptôme qui dénonce l'existence d'une affection locale. L'exploration tant interne qu'externe ne provoque point de douleur. Sa marche est variable.

1° La fièvre dure plusieurs jours, même au-delà d'une semaine, avec la même intensité ; le lait et les lochies sont dans leur état ordinaire, la malade se sent à peine indisposée. Tout-à-coup l'on voit paraître le délire ou l'assoupissement, et contre toute attente la mort arrive quelques heures après. L'absence de tout autre symptôme fait diagnostiquer une inflammation des ovaires, surtout si la mort arrive subitement ; car la phlébite, la péritonite, l'inflammation de la muqueuse, lorsqu'elles n'atteignent pas un degré d'intensité suffisante pour établir positivement un diagnostic local, n'ont jamais une marche aussi rapide et ne se terminent jamais par une mort si prompte. L'inflammation putride de la muqueuse se caractérise encore par les lochies putrides.

2° D'autres fois on rencontre l'ovaire considérablement augmenté de volume sur les côtés de la matrice, sous la forme d'une tumeur ronde, dure, sensible et douloureuse au toucher; plus tard cette tumeur devient molle, et la fluctuation s'y établit. Quelquefois, si la mort n'arrive plus tôt, cet abcès s'ouvre à l'extérieur ou à l'intérieur; d'autres fois le pus est résorbé et se dépose dans l'urine comme un sédiment purulent dont la quantité s'élève souvent au tiers, même à la moitié du fluide sécrété. Ce phénomène dure ordinairement cinq ou six semaines, et la tumeur diminue en raison directe de l'évacuation du pus.

3° Cette tumeur dure, douloureuse de l'ovaire, que souvent l'on ne peut reconnaître que par l'exploration interne, passe plusieurs mois sans qu'un changement remarquable s'opère dans son volume; elle peut occasioner l'hydropisie de l'ovaire, l'induration et diverses dégénérations,

4° Si les veines et les vaisseaux lymphatiques des ovaires sont remplis de pus, les symptômes que nous avons décrits à la métro-phlébite, les frissons et les métastases peuvent se développer. Il est vrai que dans tous les cas de ce genre les veines de l'utérus sont plus ou moins enflammées et remplies de pus. Si l'exploration interne et externe ne donne aucun signe d'inflammation des ovaires, et si les signes de la phlébite et de la présence du pus dans le sang existent, on diagnostiquera la métro-phlébite, et l'autopsie démentira à peine une fois sur cent ce diagnostic, tant cette marche de l'oophorite puerpérale est rare.

5° Comme il est impossible dans beaucoup de cas d'établir un diagnostic certain de cette maladie, l'on ne peut rien dire de sûr au sujet de sa marche et de sa terminaison par résolution. Cependant, comme un bon nombre des malades, chez lesquelles l'on n'a rien découvert que la fièvre pendant plusieurs jours, guérissent, et que l'inflammation des ovaires ne se rencontre que chez une partie des mortes, l'on peut en conclure avec toute probabilité qu'un certain nombre des personnes guéries en avait été atteint. C'est la conclusion que nous devrons tirer tant que des symptômes particuliers nous manqueront pour certaines formes de maladies.

§ 47. *Fréquence. Pronostic.*

L'inflammation des ovaires se rencontre rarement seule, elle se développe fréquemment avec d'autres maladies puerpérales.; elle paraît aussi à diverses époques plus fréquemment. Son étiologie spéciale n'est point encore connue. Son pronostic échappe souvent comme son diagnostic; le premier est spécialement déterminé par la fièvre; le délire ou l'assoupissement sont des signes funestes.

Si le pronostic n'est pas établi par la péritonite ou une autre forme puerpérale connue, la fièvre le fixe entièrement. La fièvre est suspecte chez toutes les puerpères; plus elle dure, plus le pronostic est fâcheux, surtout s'il est impossible de reconnaître le siège de la maladie. Si l'assoupissement ou le délire se déclare, la mort n'est pas éloignée. C'est ce qui sert de règle pour le pronostic pendant la maladie, sans tenir compte des affections nombreuses qui peuvent prendre naissance à la suite d'une oophorite.

§ 48. *Traitement.*

Les accès violens, que le diagnostic soit certain ou non, exigent un traitement antiphlogistique énergique; en outre, l'emploi du mercure à l'extérieur et à l'intérieur. La suppuration, une tumeur dure des ovaires demandent une diète sévère, les frictions mercurielles et l'emploi non interrompu des fomentations émollientes.

La difficulté du diagnostic, la possibilité de confondre cette maladie puerpérale avec une autre n'a pas une influence marquée sur le traitement, puisque le même traitement peut s'appliquer à presque toutes les espèces et que la science ne possède pas encore un traitement spécial pour chacune d'elles; de sorte que dans les cas intenses d'oophorite, que le diagnostic soit certain ou non, le traitement antiphlogistique dans toute sa rigueur sera mis en usage; dans les cas légers le traitement sera expectant. Les évacuations sanguines générales et locales, le calomel, les frictions mercurielles sont les remèdes qui, d'après l'expérience, fournissent les meilleurs résultats. S'il se forme des abcès, s'il existe une induration des ovaires, soit qu'elle ait pris naissance avec la maladie ou qu'elle soit le résultat d'une résorption incomplète du pus, l'emploi continuel des fomentations émollientes, une diète sévère deviennent indispensables.

IV. INFLAMMATION DU VAGIN ET DU PÉRINÉE.
(KOLEITIS ET PERINAEITIS PUERPERALIS).

§ 49. *Debut et Marche.*

Cette inflammation commence dans le vagin ou au périnée. Dans le premier cas, il s'établit une excrétion puriforme : la convalescence arrive; ou bien il se développe des ulcères qui pénètrent en profondeur, occasionnent de vives douleurs, exhalent une puanteur insupportable ; leur surface est d'un aspect brunâtre, leur fond lardacé ; ils ont une grande tendance à s'étendre dans tous les sens et à devenir gangréneux. Dans le second cas, il se forme sur le périnée des excoriations sécrétant une matière purulente, qui se cicatrisent, ou prennent le caractère ulcéreux avec les mêmes symptômes et les mêmes suites que dans le vagin.

Dans le vagin, l'inflammation accompagnée de douleur et de fièvre commence le plus souvent dans les parties extérieures ; un mucus puriforme s'en écoule en plus ou moins grande quantité, et dans quelques jours tout est terminé. Mais souvent la partie enflammée se transforme en un ulcère dont la surface est recouverte d'une exsudation d'un aspect plombé et sale. Ces ulcères s'étendent très rapidement et deviennent gangréneux. Alors des ravages affreux ont lieu dans le vagin. Le doigt de l'explorateur se trouve dans un cloaque d'où s'exhale une puanteur éprouvantable. L'on ose à peine en toucher les parois, qui sont réduites en une bouillie putride. Le toucher démontre souvent une perforation de la vessie, de l'urètre, rarement de la cavité abdominale. L'inflammation, mais particulièrement les ulcères gangréneux s'étendent dans tous les sens, attaquent le tissu cellulaire des parties voisines, des muscles, des grandes lèvres, du périnée, de la région sacrée ; la gangrène s'étend même quelquefois jusqu'au pubis et offre un aspect hideux. Les muscles fessiers sont quelquefois mis à nu dans une étendue de plusieurs pouces ; la gangrène pénètre dans la profondeur du tissu cellulaire. Le contact de la sanie avec les veines de la matrice ou avec son péritoine amène souvent encore l'inflammation des ces parties.

Sans cause connue, il se développe souvent sur le périnée, entre le vagin et l'anus, ou autour de ce dernier, une tache d'un rouge obscur, qui s'agrandit, devient douloureuse, suinte, s'excorie, et qui arrivée à ce point guérit bien rarement. Au contraire la partie qui est mise à nu, qui suppure, se transforme bientôt en un ulcère lardacé, livide, qui passe à la gangrène, s'étend dans toutes les directions comme celui du vagin. Les malades succombent alors à une fièvre hectique aiguë.

§ 50. *Étiologie. Pronostic. Traitement.*

Toutes ces inflammations se développent à la suite d'accouchemens pénibles , de lochies de mauvais caractère, ou sans cause connue. A certaines époques , elles sont plus promptes ou plus fréquentes. L'apparition de la gangrène est toujours d'un augure funeste. Le chlorure de chaux, l'acide pyro-ligneux, le quinquina sont les remèdes préférables en lotions, en injections. A l'intérieur, on donne les acides minéraux, le vin, de bons consommés.

Les inflammations dont nous parlons peuvent se développer seules ou être compliquées d'autres maladies puerpérales; le plus souvent c'est l'inflammation de la muqueuse qui les accompagne. Elles peuvent être occasionnées par des contusions considérables, des opérations difficiles, des lochies âcres, par l'action continuelle de l'urine sur la partie excoriée, par les déchirures du périnée, par les dyscrasies ou la propagation de l'inflammation putride de la muqueuse. Il ne reste point d'espoir tant que la gangrène ne se borne pas. Des atrésis partielles ou entières du vagin, de l'utérus, des fistules urinaires sont les suites de cette affection chez le petit nombre des malades qui y survivent. Le chlorure de chaux et l'acide pyro-ligneux détruisent le plus promptement possible la puanteur, produisent aussi quelquefois une réaction, qui met des bornes aux progrès de la gangrène.

V. SCARLATINE PUERPÉRALE. (SCARLATINA PUERPERALIS).

§ 51. *Particularité de cette maladie.*

La scarlatine puerpérale est une maladie particulière, qu'il ne faut point confondre avec la scarlatine ordinaire. A l'exception de l'inflammation de la peau, l'autopsie n'a jusqu'ici démontré aucune lésion constante.

La scarlatine puerpérale, c'est-à-dire l'exanthème propre aux femmes en couche, qui *par sa forme* à rapport à la scarlatine ordinaire, est une maladie particulière, que l'on n'avait pas jusqu'à présent suffisamment différentiée de la scarlatine ordinaire. Les considérations suivantes en montreront les caractères distinctifs : 1° La scarlatine puerpérale n'est point l'effet de la contagion et ne la produit pas. 2° Elle paraît quelques jours après l'accouchement, ainsi que les autres affections puerpérales. 3° Souvent elle n'est accompagnée d'aucun symptôme essentiel de la muqueuse. 4° L'éruption a lieu sans ordre déterminé, c'est-à-dire que tantôt elle précède et tantôt elle suit l'apparition de la fièvre. Tantôt elle débute sur *un point* de la surface cutanée, tantôt sur *un autre*. 5° La scarlatine puerpérale ne paraît souvent que dans quelques parties du corps, par exemple, sur les bras, sur les cuisses, etc. 6° Elle paraît et disparaît souvent plusieurs fois pendant sa durée. 7° Son apparition plus ou moins fréquente n'a aucun rapport avec l'apparition de la scarlatine ordinaire. Elle est donc une vraie maladie puerpérale, et peut à juste titre être rangée parmi ces dernières.

L'on ne connaît jusqu'ici aucun changement constant intérieur et primitif; des symptômes de péritonite ou de pleurite, plus rarement de splénite et de méningite, se sont développés secondairement.

§ 52. *Marche.*

Trois ou quatre jours après l'accouchement, un violent frisson et la fièvre se font sentir. Le pouls est plein et fréquent; l'utérus est en même temps le siège de légères douleurs, qui ne tardent pas à disparaître. Le lendemain, l'on aperçoit la peau parsemée de taches d'un rouge pourpré. Les glandes du cou se tuméfient aussi quelquefois, et deviennent douloureuses ; souvent la scarlatine éclate sans la fièvre, qui ne paraît que plus tard, ou pas du tout.

Deux ou trois jours après l'enfantement, l'accouchée est saisie d'une fièvre intense, précédée d'un frisson violent. Le pouls a quelque chose de particulier qui le caractérise ; il est très fréquent, plein et vibrant. La peau est sèche et brûlante ; les malades éprouvent une grande chaleur et une soif ardente ; le lait et les lochies sont dans leur état naturel. Si de légères douleurs se font sentir dans l'utérus, elles disparaissent ordinairement au moment de l'éruption de l'exanthème. Déjà, le lendemain de l'apparition de la fièvre, la peau, dans toute son étendue, est comme couverte d'une couleur pourpre. Au commencement, l'exanthème se montre sous la forme *de taches rondes, rouges, de la grandeur d'une petite pièce de monnaie*. Elles augmentent en nombre et en étendue, se réunissent, et tout le corps offre alors une surface rouge non interrompue. L'éruption n'observe aucun ordre, quant aux diverses parties du corps ; mais elle éclate tantôt sur toute sa surface à-la-fois, tantôt elle ne se manifeste que successivement. La fièvre, dans quelques cas, ne diminue point ; les glandes du cou se tuméfient et deviennent douloureuses. Quelquefois l'exanthème se rencontre sans la fièvre, qui ne se déclare que deux jours après l'éruption, ou même pas du tout. Il arrive aussi souvent qu'avec une fièvre peu intense, il n'y a qu'une partie affectée de l'éruption, par exemple, les extrémités supérieures, ou bien un membre ou la poitrine, etc.

§ 53. *Terminaison.*

Deux ou trois jours après l'éruption, l'exanthème est dans toute sa force ; sa couleur est rouge obscure, souvent tirant sur le bleu ou sur le pâle. Du quatrième au sixième jour, la desquamation commence, et la convalescence suit bientôt ; il arrive cependant fréquemment qu'une splénite, une péritonite, une pleurite, l'anasarque lui succèdent. Souvent la desquamation n'a pas lieu, et la manie se déclare avec ou sans méningite.

Vers la fin du second ou du troisième jour, l'exanthème est dans tout son éclat, et, sous le rapport de la coloration, il est des plus intenses. Sa couleur passe souvent du rouge foncé au bleuâtre ; dans quelques cas, elle est très pâle. Si la terminaison est favorable, la rougeur de la peau et la fièvre disparaissent vers le troisième ou quatrième jour ; la desquamation commence : elle est furfuracée chez les femmes blondes et d'une constitution délicate ; d'autres fois l'épiderme se détache en écailles d'une étendue considérable. Il y a des cas où la desquamation seule établit la certitude du diagnostic, parce que la pâleur de l'exanthème empêchait de le reconnaître. La desquamation n'est cependant pas toujours suivie de la guérison. Chez quelques puerpères, l'on voit, sans cause appréciable, se développer une péritonite, une splénite, l'anasarque, quelquefois même une pleurite, avec un épanchement abondant. Si la desquamation n'a pas lieu, ce qui arrive dans certains cas, la malade éprouve de violentes douleurs de tête. La fièvre continue, augmente même ; le pouls devient petit, très fréquent, et tout-à-coup l'on voit paraître les symptômes de manie, qui est bientôt suivie d'une terminaison funeste de la maladie.

§ 54. *Pronostic et Traitement.*

La scarlatine puerpérale n'est jamais sans danger. L'intensité de la fièvre, la couleur d'un rouge intense ou bleuâtre de l'exanthème, ne sont pas de mauvais signes ; mais les violentes douleurs de tête, la péritonite, la pleurite, la méningite emportent la plupart des malades. La manie amène certainement la mort. Au début, un traitement antiphlogistique est le seul moyen indispensable ; plus tard, les acides minéraux à l'intérieur et à l'extérieur conviennent seuls.

Quoique cette forme soit presque toujours bénigne, son apparition inspire cependant de l'inquiétude, et l'on ne peut espérer de guérison que d'un traitement antiphlogistique mis en usage à temps. Presque chaque cas demande la saignée, plusieurs exigent qu'elle soit répétée deux ou trois fois. En négligeant ce moyen on s'expose à voir périr la malade. Si l'activité sécrétoire de la peau est diminuée, si l'éruption se fait attendre, les lotions d'une eau acidulée à la température ordinaire produisent le meilleur effet. On les répète toutes les heures jusqu'à ce que la moiteur de la peau se prononce ; alors on peut les interrompre jusqu'à ce que la peau devienne de nouveau sèche et brûlante. Ces lotions, avec l'emploi des acides minéraux à l'intérieur, sont les meilleurs remèdes pendant toute la durée de la maladie. Si la manie se prononce, il faut recourir à l'emploi des sangsues et des fomentations froides, quoiqu'alors tout soit déjà devenu inutile. La péritonite et la pleurite offrent plus de chances de guérison avec l'emploi d'un traitement convenable.

VI. **INFLAMMATION DU PÉRITOINE** (PERITONÍTIS PUERPERALIS).

§ 55. *Autopsie.*

L'inflammation du péritoine nous montre une exsudation lymphatique, même purulente, mêlée de sérosité, dont la quantité détermine le degré de fluidité ou de solidité de l'exsudation. Le degré de consistance varie beaucoup, depuis le sérum mêlé de quelques flocons de lymphe, jusqu'aux couches lymphatiques d'une solidité ligamenteuse. L'exsudation, d'une couleur sale, sanieuse, exhale souvent une odeur gangréneuse.

Comme l'inflammation des autres membranes séreuses, celle du péritoine produit une exsudation lympathique, même purulente, mêlée à une quantité de sérosité qui varie, de sorte que tantôt c'est le sérum, tantôt la lymphe qui forme la partie dominante. Dans le premier cas l'on rencontre souvent, dans la cavité abdominale et celle du bassin, plusieurs livres d'un fluide trouble qui simule toutes les nuances de couleur depuis le jaune au rouge jaunâtre, et depuis le verdâtre au brun, et qui selon la quantité de lymphe qu'il contient est plus ou moins fluide. Si la lymphe prédomine, on la trouve entre les viscères abdominaux en quantité variable, d'un jaune citron ou paille; si elle est mêlée de sérum, elle est à demi-fluide et en flocons, ou d'un jaune rougeâtre si elle est mêlée de sang, ou enfin elle est purulente. Elle recouvre les viscères abdominaux et les fait adhérer ensemble, quoiqu'on puisse facilement la détacher par le raclage sous forme de bouillie; d'autre fois elle est plus consistante et s'enlève par larges lambeaux. *Ainsi l'on peut établir une série non interrom puc de variétés, depuis la sérosité mêlée à quelques flocons de lymphe, jusqu'aux couches de lymphe solides et pseudo-membraneuses.* Les *particularités* de chaque *variété* dans cette *série* sont déterminées d'un côté par la quantité et la qualité de l'épanchement; d'un autre par la durée et le caractère différent de la maladie; enfin par la résorption plus ou moins avancée. L'épanchement exhale souvent l'odeur de la gangrène; il est d'un aspect sale, sanieux, et ne contient que peu de flocons lymphatiques (*péritonite puerpérale putride*).

L'inflammation est ordinairement étendue à une vaste surface : ou elle envahit d'emblée tout cet espace, ou bien elle s'accroît graduellement. — Si le fluide épanché, plus séreux ou purulent, n'est pas circonscrit à certains points par l'adhésion des viscères abdominaux entre eux, on le trouve ordinairement dans les parties les plus déclives de l'abdomen et du bassin.

§ 56. *Suite.*

Le péritoine est ordinairement vivement injecté autour des parties génitales. La fréquence et l'intensité de ces injections sont en raison directe de la quantité du fluide épanché. Les membranes musculaire et muqueuse des intestins sont souvent tuméfiées ; la dernière même recouverte d'une exsudation plastique. L'inflammation ne se rencontre pas moins souvent dans l'épiploon et les vaisseaux lymphatiques lombaires.

Le péritoine est tacheté, tant sur sa feuille musculaire que dans ses divers prolongemens, par des injections fines, semblables à des coups de pinceau, principalement la couche péritonéale de l'utérus, des ovaires, des trompes et des circonvolutions intestinales qui plongent dans le bassin. Ces injections sont disseminées ou confluentes. Leur fréquence est en rapport avec la quantité, mais plus encore avec la qualité de l'épanchement, car dans l'exsudation lymphatique ou lymphatico-purulente elles sont beaucoup plus fréquentes que lorsque le fluide n'est mêlé qu'à quelques flocons lymphatiques. S'il y a de l'exsudation putride, les points injectés sont très rares. Souvent le volume des intestins est double ou triple de l'état normal. Cette distension se remarque surtout dans le colon, et moins souvent dans l'intestin grêle. Leur couche péritonéale présente les injections dont nous avons parlé.

Cette couche et la membrane musculaire des intestins, sont épaissies; la muqueuse est tuméfiée, infiltrée de sérosité, brillante, et quelquefois recouverte d'une lymphe plastique. On trouve dans divers points de l'épiploon, principalement au-dessus de l'utérus, des injections considérables, un épaississement produit par l'infiltration lymphatique, souvent même une liquéfaction complète de sa substance et la formation de nouveaux vaisseaux dans la fausse membrane. Les vaisssaux lymphatiques qui accompagnent la veine spermatique sont souvent enflammés et remplis d'un liquide purulent.

§ 57. *Suite.*

Si la quantité de l'épanchement est abondante, les intestins sont en partie comprimés, en partie extrêmement dilatés; de sorte que le diaphragme et le foie sont refoulés très haut dans la poitrine. Souvent le foie et la rate deviennent plus petits par la compression, et portent des empreintes d'une profondeur considérable.

Si le bassin et la cavité abdominale sont entièrement remplis de liquide, les intestins sont comprimés et poussés en

partie vers la région supérieure, parce qu'ils sont entièrement
dilatés par des gaz. La voussue du diaphragme est augmentée, le foie est refoulé en haut; de sorte que ces deux organes
se trouvent quelquefois à la hauteur de la quatrième , de la
troisième, et même de la seconde côte. Le foie et la rate
peuvent être atrophiés par la pression continuelle qu'ils
éprouvent, et recevoir des empreintes qui ont souvent la profondeur d'un pouce. C'est pour cela qu'on les a souvent prises
pour des abcès.

§ 58. *Suite*.

**L'épanchement se trouve souvent circonscrit en-
tre quelques-uns des viscères abdominaux. Sa qualité dépend de la durée de la maladie : plus celle-ci
a été longue, plus la quantité du liquide et la cavité
seront petites, plus la lymphe a de tendance à se
solidifier, à se transformer en fibrine.**

Si l'épanchement est limité, on le trouve fréquemment entre les intestins et les autres viscères abdominaux, et le plus
souvent dans une cavité fornée par les portions d'intestins
le plus proches de l'utérus. La qualité du fluide épanché,
ainsi que celle des parois immédiates de la cavité, varie considérablement selon la durée de la maladie. Si elle a été courte
(de 8 à 12 jours), l'épanchement est mêlé de beaucoup de
lymphe déposée sur les parois de la cavité d'où l'on peut facilement la détacher. La maladie a-t-elle duré plus long-temps,
des semaines, des mois, par exemple la quantité du fluide
est considérablement diminuée, la cavité s'est rétrécie par
des adhérences membraneuses qui se sont établies entre
quelques-uns des organes qui avaient contribué d'abord à sa
formation. Selon la durée, l'épanchement lymphatique se
transforme en véritable fibrine, en membranes séreuses ou

fibreuses, même en substance osseuse. Les enveloppes du foie et de la rate peuvent s'ossifier de cette manière.

Chez quelques malades convalescentes de péritonite, mais atteintes d'une récidive à laquelle elles ont succombé, l'autopsie démontre clairement des couches plastiques formées à différentes époques. C'est ordinairement le travail d'organisation de ces fausses membranes, qui étant troublé, détermine la récidive d'une violente péritonite.

[§ 59. Suite.

Après une longue durée, on trouve souvent la lymphe transformée en pus. Le péritoine et tous les organes qu'il enveloppe présentent de traces d'inflammations répétées ; ils suppurent, sont ulcérés ou perforés. L'on rencontre aussi, mais rarement, la transformation (entière ou partielle) de l'exsudation lymphatique en masse tuberculeuse.

Si l'exsudation a été retenue long-temps dans la cavité abdominale, on trouve la lymphe transformée entièrement ou en partie en masse purulente, qui se distingue par son origine, et non par ses qualités, du pus provenant de la décomposition des organes. La différence de l'origine de ces masses purulentes est démontrée par l'état d'intégrité des parois de la cavité, qui sont recouvertes de lymphe non encore liquéfiée. Si ces parois ne sont plus couvertes de lymphe, on trouve souvent l'inflammation du péritoine et des organes, qu'il enveloppe, produite par le contact de la masse purulente. Cette inflammation peut produire des ulcérations de la rate, du foie, du psoas, etc., et aller même jusqu'à perforer les intestins, les parois abdominales ou le vagin. L'on trouve alors dans les intestins, dans le vagin, du pus semblable à celui qui est renfermé dans la cavité abdominale. Dans quelques cas rares les parois de la cavité, qui contient un épanchement purulent, s'épaississent et deviennent cartilagineuses. L'exsudation peut alors y séjourner pendant plusieurs années.

La transformation de l'exsudation lymphatique en masse tuberculeuse est aussi fort rare chez les puerpères. Cette masse tuberculeuse unit souvent les viscères abdominaux entre eux ou avec les parois abdominales. On la trouve quelquefois de l'épaisseur de plusieurs lignes sur le péritoine. Il paraîtrait que cette assertion est en contradiction avec ce que nous avons avancé (§ 11) que la formation de tubercules et les maladies puerpérales s'excluent réciproquement. Cependant cette contradiction n'est qu'apparente. Les femmes atteintes de phthisie tuberculeuse ne sont presque jamais prises de maladies puerpérales ; mais l'on trouve souvent des tubercules crétacés (*guéris*) chez les femmes qui ont succombé à une maladie puerpérale, parce que chez elles la diathèse tuberculeuse avait disparu. C'est ainsi qu'une accouchée même atteinte de péritonite puerpérale exsudative sort peu à peu de cette disposition puerpérale, qui ne doit durer qu'un temps déterminé, pour retomber de nouveau dans la disposition à d'autres maladies. Dans de telles circonstances les tubercules se formeront facilement, puisqu'ils sont si vite produits par la présence de l'exsudation sur les membranes séreuses.

§ 60. *Fin.*

Outre les signes de péritonite, l'autopsie nous montre encore souvent l'existence d'une pleurite, d'une péricardite, d'une méningite, de la gangrène des poumons, d'un ramollissement de l'estomac, d'une carie des cartilages du pubis, d'abcès entre les muscles ; enfin une infiltration séreuse ou purulente dans le tissu cellulaire sous-cutané et intermusculaire.

Dans quelques épidémies on rencontre souvent, chez les malades qui ont succombé à la péritonite puerpérale, des signes de pleurite, de péricardite, de méningite. La pleurite est la plus fréquente. La plèvre pulmonaire est recouverte d'une couche de lymphe mince, pulpeuse, ou bien les plèvres pulmonaires et costales sont réunies par une quantité indéterminée de filamens pseudo-membraneux. On trouve alors dans la cavité thoracique un épanchement liquide aussi variable pour sa qualité et sa quantité que celui qui est contenu dans la cavité abdominale. Si la quantité de l'épanchement est considérable, les poumons sont fortement comprimés, leur densité augmentée et leur parenchyme vide d'air et de sang.

La péricardite paraît beaucoup plus rarement. Le péricarde contient une sérosité trouble, jaunâtre, tirant souvent sur le rouge, mêlée à de petits flocons de lymphe; sa surface interne est recouverte d'une exsudation d'épaisseur et de consistance variables. — On remarque plus fréquemment sur la dure-mère ou entre elle et les autres membranes cérébrales une couche exsudative, mince, jaunâtre, rarement puriforme. Dans certains cas on trouve dans les ventricules latéraux une quantité extraordinaire d'une sérosité trouble.

Le ramollissement de l'estomac est caractérisé par la transformation de la muqueuse (et à un degré plus élevé de toutes les membranes de l'estomac), en une bouillie gélatineuse d'un noir brun. On le rencontre ordinairement dans le grand cul-de-sac, dont les membranes sont souvent perforées. D'autres fois le ramollissement s'étend au diaphragme, à l'œsophage ; la plèvre et les poumons peuvent même prendre part au ramollissement, peuvent être perforés et réduits en une masse pulpeuse. Ces diverses perforations n'ont pas eu lieu après la mort ni dans les derniers instants de la vie, ce qui est prouvé par les jetées inflammatoires qui environnent ces parties, dans toute l'étendue où l'on trouve le ramollissement et un liquide semblable à du marc de café.

6

Avec la péritonite putride on voit aussi quelquefois la gangrène des poumons. Leur substance offre des points du volume d'une noisette ou d'une noix transformés en une masse noirâtre, exhalant une odeur de gangrène et presque liquéfiés. Un des phénomènes secondaires les plus rares est la destruction des cartilages et la carie des os du pubis. Une sanie sale occupe la place des parties détruites.

Sous la peau, dans les muscles, principalement de la poitrine, du dos et des extrémités, on trouve de vastes foyers purulens, qui sont des abcès métastatiques. Leur cavité communique souvent avec des fistules, et ils passent facilement à l'état gangréneux. — L'une des extrémités inférieures, ou toutes les deux, sont tuméfiées quelquefois dans toute leur étendue et elles sont alors souvent doublées de volume. La tuméfaction est blanche et pâteuse. Si l'on y pratique une incision, il en découle une sérosité jaunâtre, provenant des cellules dilatées du tissu cellulaire sous-cutané et intermusculaire.

§ 61. *Marche de la péritonite puerpérale.*

Dans les premiers jours après l'accouchement, la fièvre se manifeste accompagnée de douleurs, qui, partant de l'utérus, s'irradient au loin dans la cavité abdominale. Souvent la fièvre précède les douleurs de quelques jours; d'autres fois la douleur ne se fait pas sentir du tout : elle est cependant quelquefois très violente, et la fièvre augmente dans la même proportion. La marche ultérieure de la maladie est rapide. Dans quelques cas rares, la convalescence s'établit après quelques jours; d'autres fois, les douleurs et la fièvre augmentent, l'abdomen se météorise, et bientôt succède une exsudation dont la quantité et la qualité varient selon la violence et le caractère de la péritonite.

Dans les premiers jours qui suivent l'enfantement, rarement plus tard, la malade est prise de fièvre et sent dans l'abdomen une douleur qui le plus souvent se concentre dans la région utérine; cette douleur est périodique ou continue; une respiration profonde, un mouvement, la pression l'exaspèrent ou sont seules en état de la produire. D'autres fois il n'y a d'abord que de la fièvre sans douleur, et dans ce cas la douleur survient rarement plus tard. Si au contraire la douleur est très vive, la fièvre n'en est que plus intense. Souvent cette douleur est si forte, que les malades ne peuvent supporter la pression la plus légère. Le pouls est fréquent, plein, fort; les lochies, le lait coulent comme à l'état normal. L'urine est rougeâtre; au début il y a ordinairement de la constipation. L'utérus est encore élevé, volumineux, dur et sensible dans toute son étendue. A moins que la maladie ne débute avec beaucoup de violence, l'abdomen n'est point d'abord météorisé, et la percussion ne produit dans toute son étendue qu'un son clair.

La marche ultérieure est toujours rapide : ou la douleur et la fièvre se calment considérablement en vingt-quatre heures, la malade est alors hors de danger et guérie au bout de quelques jours; ou bien la douleur conserve la même violence, augmente encore, le ventre se météorise beaucoup, la respiration devient courte, laborieuse, le pouls donne cent cinquante pulsations et plus, la face se grippe, exprime l'anxiété et alors l'exsudation est presque inévitable. Elle se fait souvent très promptement, et dans l'espace de cinq ou six heures il existe plusieurs livres de fluide épanché. Le ventre se distend, devient pâteux, et la percussion détermine la place et la quantité de l'épanchement. Dans bien de cas où la fièvre seule est survenue, il est utile de reconnaître la présence de l'épanchement, autant pour établir le dia-

6.

gnostic avec certitude que pour prouver que la péritonite puerpérale, tout aussi bien que les autres maladies de ce genre, peut se développer sans douleur appréciable. Le fluide peut s'épancher en si grande quantité que toute la cavité abdominale en est remplie et ses parois distendues au point de provoquer de la douleur.

L'intensité de la fièvre comme des douleurs est principalement en rapport avec la qualité de l'exsudation. Si la matière épanchée est dès le début purulente ou sanieuse (§ 55), le mouvement fébrile sera des plus violens. L'exsudation lymphatique s'accompagne des symptômes d'une fièvre inflammatoire, de sorte que plus l'épanchement sera copieux, plus la fièvre sera intense. Les symptômes fébriles seront au contraire très légères, si la lymphe est peu abondante, quand bien même il y aurait un épanchement séreux assez abondant pour remplir toute la cavité abdominale. L'exsudation sanieuse, purulente et lymphatique, est accompagnée des plus vives douleurs; l'exsudation séreuse n'occasionne que des douleurs légères ou tout-à-fait nulles. En parlant de l'autopsie (§ 56) nous avons établi un semblable rapport entre la qualité de l'épanchement et l'injection vasculaire.

§ 62. *Diagnostic de l'épanchement par la percussion.*

Si le fluide épanché n'est pas incarcéré par l'agglutination de quelques viscères, il occupe toujours les parties les plus déclives de l'abdomen et du bassin, et change de place selon la position de la malade. La percussion est la meilleure manière de constater la présence et la quantité de l'épanchement; tous les autres modes d'exploration ne peuvent jamais la suppléer entièrement.

Si le fluide séreux ou puriforme est libre dans le ventre,

il occupera toujours les parties les plus déclives de l'abdomen et du bassin. Le changement de la position de la malade ne produit que peu ou point de variation dans la position du liquide, si l'exsudation se trouve dans un point
circonscrit entre les divers organes abdominaux.

Au moyen de la percussion et de la pression l'on peut,
dans la plupart des cas, déterminer si le volume de l'abdomen est dû à la présence de gaz dans les intestins ou d'une
plus ou moins grande quantité de liquide dans le ventre.
L'intestin distendu par des gaz, sans être recouvert de liquide,
rend toujours un son clair et tympanique. Si l'intestin est
recouvert d'une couche exsudative, le son clair est obscurci
en proportion de l'épaisseur de la couche lymphatique, qui
doit avoir un demi-pouce au moins pour produire de la ma-
tité. Si son épaisseur augmente, le son devient aussi mat que
celui rendu par la percussion de la cuisse.

Si le liquide est en grande quantité, on peut souvent sentir
la fluctuation ; il est encore possible, par une pression plusieurs fois rapidement répétée, d'imprimer aux parois du
ventre un mouvement de frémissement qui, communiqué
au fluide, produit alors un bruit perceptible ; mais il faut
savoir que du *liquide contenu dans les intestins* peut fournir le
même résultat et induire en erreur. Les signes dont nous
venons de parler ne rendent pas pour cela la percussion
inutile. Loin de là, elle constate la présence d'une exsudation même minime, quand la fluctuation est rendue impossible par la consistance de la lymphe. La percussion est encore d'une grande valeur, même quand la fluctuation est
sensible, parce que la pression peut tromper. Enfin, c'est par
elle *seule* que l'on peut déterminer la *quantité* du liquide
épanché.

§ 65. *Terminaison mortelle avec caractère purement inflammatoire.*

Si la terminaison doit être funeste, la fièvre continue après l'exsudation; tantôt la douleur diminue, tantôt elle augmente; le météorisme s'accroît, la physionomie se décompose, la respiration devient courte, pénible; il s'établit un vomissement de matières verdâtres ou noirâtres, quelquefois même stercorales. Les malades succombent souvent quelques heures après son apparition. Selon le siège de l'inflammation et la qualité de l'épanchement, l'on voit paraître tantôt la constipation, tantôt la diarrhée.

La fièvre continue avec la même intensité après l'épanchement, si la terminaison de la maladie doit être funeste. La douleur se calme dans quelques cas, cesse même entièrement; cependant elle peut aussi s'accroître. Le ventre augmente toujours de volume, ce qui rend la respiration difficile, anxieuse, presque impossible. Le foie et le diaphragme se trouvant refoulés jusqu'à la troisième, même jusqu'à la deuxième côte, les muscles abdominaux, très distendus par le météorisme, rendent compte de cette difficulté.

La physionomie dont nous avons parlé à l'article de la phlébite se développe encore beaucoup plus rapidement ici. Les joues sont enfoncées, terreuses, colorées d'un rouge circonscrit. On voit alors survenir un vomissement particulier et souvent répété, caractérisant l'épanchement dans la cavité abdominale. Les matières rejetées sont verdâtres, sales, très amères, mêlées à des mucosités et à tout ce que la malade a ingéré dans son estomac. L'intelligence des malades reste intacte,

La marche ultérieure de la maladie est déterminée d'un côté par l'épidémie ou l'endémie, de l'autre par l'intensité de l'accès et peut-être par une force de résistance particulière à quelques individus. Souvent les malades périssent quelques heures après l'apparition du vomissement caractéristique, en poussant des cris lamentables; d'autres sont comme assoupies; leur respiration est courte, laborieuse, les extrémités froides; à chaque instant l'on croit voir arriver la mort et cependant les malades luttent encore quelques jours contre cette agonie terrible. Le vomissement cesse entièrement chez les unes, il continue chez d'autres, avec cette différence qu'au lieu des matières verdâtres les malades rejettent d'abord des mucosités d'un brun sale, plus tard noirâtres et sans odeur déterminée (*ramollissement d'estomac*). On voit aussi, quoique rarement, rejeter par le vomissement les matières fécales (*iléus à la suite de la stagnation des excrémens*).

Aussitôt que l'inflammation s'est communiqué à la tunique péritonéale des intestins, surtout à celle du colon, l'on voit paraître une constipation opiniâtre. Si l'exsudation est séreuse ou lymphatique, la constipation est moins rebelle; si au contraire elle est puriforme ou sanieuse, c'est la diarrhée qui survient subitement.

Le météorisme ne tarde pas à se développer, et son origine s'explique ainsi : l'inflammation se communique de la tunique péritonéale à la couche musculaire de l'intestin, dont la contractilité se trouve alors diminuée, d'autant plus qu'elle participe aussi à l'infiltration séreuse. Alors les matières stagnent nécessairement dans la portion d'intestin enflammée, qui n'offre plus de résistance et se laisse énormément dilater par les gaz.

La perte de la contractilité dans l'intestin enflammé occasionne une constipation opiniâtre, parce que le mouvement des matières fécales s'y trouve empêché. Cette stagnation des matières, la pression considérable produite par le gaz et l'exsudation, paraissent occasioner le vomissement si fréquent et si douloureux dans le cours de la péritonite.

§ 64. *Marche de la péritonite putride.*

La péritonite putride s'annonce par une fièvre intense et de violentes douleurs. Souvent, au bout de quatre ou cinq heures, la physionomie puerpérale, la couleur livide du visage sont déjà très prononcées ; les douleurs ont disparu, le pouls est petit et très fréquent, la quantité de l'épanchement très considérable. Souvent il survient une diarrhée colliquative ou les vomissemens mentionnés. La marche est très rapide, et dure au plus de trente à quarante heures. Il est impossible d'établir le diagnostic de l'inflammation des vaisseaux lymphatiques lombaires et du ramollissement gangréneux des poumons, que l'autopsie seule a souvent montrés dans cette maladie.

La péritonite puerpérale putride s'annonce ordinairement par un frisson intense, répété, auquel succèdent de vives douleurs et une fièvre intense. Au début le pouls est souvent plein et fort ; la physionomie sans altération aucune ; mais au bout de quelques heures la malade est épuisée, étourdie, le pouls très fréquent et très petit, on peut à peine le compter ; la peau est ardente, la langue sèche, la physionomie puerpérale déjà très prononcée. Les douleurs de ventre ont complètement disparu, mais il s'est formé un épanchement considérable dans l'abdomen. Le météorisme, le vomissement, la diarrhée surviennent bientôt. — Dans cette forme de péritonite puerpérale le ramollissement de l'estomac se manifeste quelquefois par le vomissement d'un liquide noirâtre sale,

semblable à du marc de café. — La perforation de l'estomac,
du diaphragme, qu'il occasionne souvent, et par suite le passage dans la poitrine ou l'abdomen des matières contenues
dans l'estomac, ne sont suivis d'aucune douleur ; mais si cet
épanchement se fait dans la cavité thoracique, il détermine
incontinent une dyspnée suffocante. La mort arrive au bout
de quelques heures, et surprend la malade avec sa pleine
connaissance.

§ 65. *Terminaisons diverses.*

Si la mort n'arrive pas aussitôt après l'épanchement dans la péritonite, une guérison prompte lui
succède, ou bien la maladie prend une marche chronique. Dans ce dernier cas, la résorption se fait
avec ou sans métastases ; ou bien l'exsudation se fraie
un chemin hors de la cavité abdominale ; d'autres
fois, la lymphe plastique se transforme en pus ou
en masse tuberculeuse ; quelquefois enfin l'hydropisie se déclare par défaut de nutrition, ou la mort
arrive par épuisement.

Quoique la quantité de l'épanchement soit considérable,
la terminaison rapide et funeste que nous avons annoncée,
n'est pas cependant inévitable, pourvu que l'inflammation ne
prenne pas le caractère putride. La résorption peut s'établir
et la guérison arriver promptement ; ou bien la maladie peut
prendre une marche chronique et se terminer par la santé,
par des métastases diverses, ou enfin par la mort. Ces métastases se font sur les séreuses, sur la peau, ou dans le tissu
cellulaire sous-cutané et intermusculaire, ou enfin elles produisent des abcès.

§ 66. *Résorption rapide et guérison.*

La résorption est rapide, ainsi que la guérison, lorsque l'épanchement est en petite quantité, principalement séreux, et lorsque la malade n'a pas été affaiblie par la fièvre, la douleur ou la diarrhée.

Si l'épanchement ne consiste qu'en une légère couche lymphatique, contenant surtout de la sérosité, ce que l'on peut déterminer par la marche de la maladie et par la percussion, la guérison peut être rapide. Elle s'annonce par la diminution de la fièvre, par des sueurs diffuses ou par des urines sédimenteuses. Ce n'est qu'à l'apparition de ces signes que l'on peut croire à une vraie convalescence. Lorsque la guérison est si prompte, l'épanchement est entièrement résorbé, et il ne reste point d'adhérences entre les divers viscères abdominaux.

§ 67. *Marche chronique. — Résorption sans métastases.*

Lorsque la marche est chronique, si la résorption doit avoir lieu, la fièvre persiste, mais à un degré modéré, et avec redoublement le soir. Si la sérosité prédomine, la sécrétion de la peau, des reins, du canal intestinal, est très énergique. Si c'est la lymphe qui prédomine, et qu'elle soit trop abondante pour être résorbée, il se fait diverses adhérences entre les viscères abdominaux. Si l'épanchement est enkysté, la sérosité se résorbe, et les parois de la petite cavité s'agglutinent entre elles.

Si la résorption a lieu sans métastases, les phénomènes

varient suivant que l'épanchement est séreux ou lymphatique. Quand il est séreux, on voit souvent *une* sécrétion augmentée ; rarement ce sont des sueurs diffuses ; le plus ordinairement c'est un flux diarrhéique ou urineux abondant.
D'abord la quantité d'urine est modique, troublé, très rouge
et ne forme pas de sédiment. Sans avoir augmenté de quantité, l'urine, au bout de quelques jours, présente un sédiment
considérable, purulent, visqueux, formant quelquefois le
tiers de l'excrétion. D'autres fois le malade en rend de huit à
dix livres par jour, mais l'urine ne forme plus alors de dépôt,
elle est claire et pâle. — Cette sécrétion urinaire n'affaiblit
point la malade ; l'affaiblissement est au contraire rapide
quand la diarrhée survient ; mais l'épanchement diminue
bien plus lentement sous l'influence de la sécrétion intes-
tinale.

Quand l'exsudation est principalement plastique, la lymphe
prend peu à peu une plus grande consistance, se transforme
en fausses membranes qui passent successivement à l'état de
tissu cellulaire, des membranes séreuses, puis fibreuses, et
agglutinent ainsi les viscères abdominaux. Quand cette adhé-
rence porte sur l'intestin, elle peut déterminer des coliques,
de la constipation et de la flatulence. L'enclavement de l'u-
térus empêche sa dilatation complète, et peut ainsi occasioner l'avortement. Les trompes de Fallope oblitérées sont
une cause insurmontable de stérilité.

Si l'épanchement est enkysté, la guérison a lieu souvent,
comme l'autopsie le démontre, par résorption du fluide. Les
parois de la cavité se rapprochent et adhèrent plus ou moins
fortement, selon la quantité de la lymphe épanchée et la rapidité de l'absorption. Lorsque la nature procède de cette
manière, il reste encore après la disparition de la fièvre con-
tenue un point douloureux, dur, tuméfié et montrant quelquefois la fluctuation. La résorption, qui ne se fait qu'au
bout de cinq ou six semaines, est toujours accompagnée de
quelques légers mouvemens fébriles. Pendant la résorption,

l'urine dépose un sédiment puriforme ; la tumeur, la douleur et la dureté diminuent en raison directe de la quantité de ce sédiment.

Si l'administration des mercuriaux n'a pu arrêter l'épanchement quand la salivation se manifeste, elle devient un signe certain de convalescence, de sorte, qu'à son apparition les autres symptômes funestes perdent entièrement leur valeur. *Ce pronostic tiré de la salivation ne nous a jamais trompé dans une quarantaine de cas.*

§ 68. *Marche chronique.* — *Inflammations métastatiques des membranes séreuses.*

La marche chronique avec résorption est souvent accompagnée d'inflammations métastatiques des plèvres, du péricarde et des méninges. La pleurite et la péricardite sont caractérisées par la douleur, la percussion et l'auscultation. Mais, quand l'épanchement est très peu considérable, elles n'ont pas de symptômes plus certains que la méningite.

Dans le cours de la péritonite puerpérale, si l'épanchement est considérable et la résorption lente, la malade éprouve souvent des douleurs dans les parois thoraciques, douleurs qui sont exaspérées par le mouvement respiratoire, et annoncent une pleurite métastatique. Elle ne se prononce ordinairement que les derniers jours et ne fait qu'avancer une mort certaine. Il en est de même de la péricardite, qui, comme la méningite, ne se manifeste par aucun symptôme certain pendant la vie, si ce n'est par un bruit de frottement ou un ton mat dans une grande étendue. La manie et l'assoupissement ne sont point non plus des symptômes constans de cette méningite, qui n'atteint jamais un degré assez intense pour les produire.

§ 69. *Marche chronique.* — *Érythème métastatique.*

Les métastases à l'extérieur sont séreuses ou purulentes, attaquent la peau ou son tissu cellulaire. Si l'épanchement est séreux, la résorption faible et lente, souvent la métastase se fait à la peau, sous la forme d'érythème. Celui-ci consiste en taches sensibles à la pression, et diffuses.

Il existe une forme d'érythème, rare à la vérité et sans aucune gravité. Il apparaît quand la résorption est lente et l'épanchement peu considérable. Il affecte une plus ou moins grande étendue de la peau, qui rougit, devient rénitante et très sensible au toucher ou sous l'influence des mouvemens musculaires. La douleur diminue dès le second jour, et le troisième ou quatrième les autres symptômes disparaissent. Bientôt après ou même pendant le travail de rétrocession du point primitivement affecté, on le voit souvent envahir la partie correspondante du côté opposé, par exemple il se porte sur le bras droit s'il avait d'abord occupé le gauche, etc.

§ 70. *Marche chronique.* — *Métastase sur le tissu cellulaire.*

Les métastases se font souvent sur le tissu cellulaire sous-cutané et intermusculaire, surtout des membres inférieurs, lorsque la résorption est énergique et l'épanchement séreux. Si la sérosité s'infiltre lentement dans une grande étendue, la métastase prend la forme de l'anasarque; la peau se tuméfie sans douleur; elle devient blanche, luisante et pâteuse. La métastase séreuse s'opère-t-elle rapidement, elle produit alors l'inflammation du tissu cellulaire, qui se manifeste par une tuméfaction considérable, rouge, douloureuse et plus résistante que la tuméfaction hydropique : c'est ce qui constitue la phlegmasie blanche douloureuse des modernes.

Les métastases sur le tissu cellulaire sont d'une grande importance, parce qu'elles sont très fréquentes, et leur diagnostic exerce une influence très grande sur le pronostic et le traitement. Cependant on a généralement méconnu la nature de ces métastases et on les a confondu sous le nom de *phlegmasia alba dolens puerperarum*. En parlant de la phlébite (§ 26) utérine, nous avons dit qu'elle provoque souvent cette inflammation métastatique du tissu cellulaire. Les autres cas de même apparence doivent être rangés sous ce chef. A la vérité on ne peut établir aucune limite certaine entre ces inflammations et les engorgemens hydropiques, sans procéder arbitrairement. Il ne peut pas en être autrement, puisque l'origine en est la même dans tous les cas, et il n'y a de différence que dans la rapidité plus ou moins grande avec laquelle la métastase se développe. Si la sérosité est en grande quantité et rapidement épanché, les cellules se distendent, se déchirent et s'enflamment ; si au contraire la sérosité ne s'épanche que peu à peu, elles sont distendues avec moins de promptitude et ne réagissent point, ce qui donne naissance à l'hydropisie. Entre ces deux extrêmes, il y a une infinité de degrés intermédiaires, dans lesquelles la forme inflammatoire ou la forme hydropique sont plus ou moins tranchées. Les noms d'*œdème*, d'*anasarque*, d'*hydropisie inflammatoire*, d'*inflammation hydropique du tissu cellulaire*, etc., peuvent servir à déterminer les phases successives et les différens états de l'infiltration, mais non à séparer des objets qui sont inséparables et doivent être considérés réunis.

L'autopsie et la marche des phénomènes nous en fournissent des preuves suffisantes. La première nous montre ou une exsudation dans la cavité abdominale, ou une phlébite utérine; les symptômes de ces maladies ont toujours précédé. L'épanchement séreux se développant dans l'abdomen avec peu de fièvre et peu ou point de douleur, il est facile de ne pas reconnaître la péritonite. Mais si, après cinq ou six jours, de cette fièvre légère sans autre symptôme marquant, la métastase apparaît aux extrémités inférieures, l'on peut expliquer la présence de la fièvre, et une exploration plus exacte démontrera peut-être l'existence de l'épanchement dans la cavité abdominale.

L'autopsie ne montre jamais l'inflammation des vaisseaux lymphatiques, ni des veines des membres tuméfiés; au contraire, tous ces vaisseaux se trouvent dans leur état naturel. On ne remarque point la ligne rouge, très sensible et noueuse, qui caractérise l'inflammation des vaisseaux lymphatiques, ni le cordon dur qui s'étend sur le trajet de la veine enflammée.

§ 71. *Suite.*

Si la métastase séreuse s'opère lentement, les deux jambes commencent à se tuméfier autour des malléoles. La tuméfaction s'étend souvent, après cinq ou six jours, sur toute l'extrémité inférieure, qui, quelquefois, est double de son volume ordinaire. La tuméfaction gagne quelquefois tout le corps, sans en excepter le visage. *Lorsque la métastase se développe de cette manière, l'on peut, avec certitude, pronostiquer une prochaine convalescence.* La tuméfaction disparaît peu à peu par une excrétion abondante d'urine. Cette terminaison heureuse trouve son explication dans ce fait, que la peau, qui devient le siège de la métastase, est un organe très étendu et moins important par son peu de sensibilité.

La métastase séreuse, quand elle est rapide et abondante, occasionne des douleurs vives et déchirantes; alors il se dévéloppe le plus souvent des cercles de taches rouges, qui entourent les cuisses, et font place bientôt à une tuméfaction résistante, d'un rouge vif, luisante et douloureuse, qui s'étend rapidement sur toute la cuisse, dont le volume est souvent double de l'état normal. Au bout de quelques jours, les douleurs se calment, et la rougeur pâlit; la cuisse présente un engorgement blanc, pâteux et indolent. Nous voyons, par cette marche, que le nom de *phlegmasie blanche douloureuse* n'est jamais convenable à cette affection, puisque la tuméfaction est rouge aussi long-temps qu'elle est douloureuse, et que les douleurs cessent lorsque la tuméfaction devient blanche. Elle disparaît peu à peu, souvent en cinq à six semaines, et se termine assez souvent par une guérison complète.

Quelquefois la tuméfaction hydropique se développe dans une extrémité, et, dans l'autre, c'est une tuméfaction inflammatoire; bien plus, il arrive, dans certains cas, que la partie supérieure d'une extrémité est atteinte de métastase inflammatoire, et la partie inférieure de métastase hydropique. Ces deux états cependant se confondent au point de contact. Si l'autopsie et la marche ne nous avaient pas expliqué l'origine de ces diverses tuméfactions, ces cas dont nous venons de parler seuls suffiraient pour nous prouver leur homogénéité.

§ 72. *Marche chronique. — Transformation purulente de la lymphe. Abcès.*

La lymphe renfermée long-temps dans la cavité abdominale peut se transformer en matière puriforme, qui est absorbée en plus ou moins grande quantité. Cependant, comme elle doit être de nouveau éliminée du sang, il en résulte des mouvemens fébriles, des dépôts dans les urines, rarement des

métastases purulentes sur les organes intérieurs,
mais fréquemment des abcès métastatiques sous-
cutanés ou intermusculaires.

L'exsudation lymphatique, après un long séjour dans l'abdomen, au lieu d'être resorbée en partie, et en partie orga-
nisée, peut éprouver la *transformation purulente* par la combinaison intime de ses deux élémens constituans (*la lymphe
et le sérum*).

La résorption de ce pus donne lieu à des mouvemens fébriles qui sont d'autant plus violens, que la transformation
et la résorption sont plus rapides; il peut souvent en résulter une véritable fièvre hectique. Le pus qui a pénétré de
cette manière dans là masse du sang, est rarement déposé
dans les viscères, mais fréquemment sous la peau ou entre
les muscles, ce qui donne naissance aux abcès métastatiques. Sans frisson initial, sans rougeur, sans tumeur, il est
possible que dans l'espace de douze heures une quantité considérable de pus soit déjà réunie en foyer. Ces abcès, après
leur ouverture, quelquefois spontanément, s'affaissent et
reparaissent souvent à plusieurs reprises, ou bien il s'en
forme de nouveaux, de sorte que la guérison complète n'arrive quelquefois qu'après l'apparition et la disparition suc-
cessive de quinze ou vingt dépôts purulens. Cependant les
malades succombent quelquefois à la fièvre hectique ou à la
gangrène qui se développe dans ces abcès métastatiques.

§ 73. *Marche chronique. Perforations du péritoine.*

La résorption de l'épanchement purulent a rarement lieu. La lymphe plastique qui recouvre le péritoine dès le commencement de l'inflammation, se
trouvant en contact avec le fluide puriforme, peut
prendre le même caractère, et occasioner ainsi,

non-seulement une seconde inflammation du péritoine, mais encore déterminer sa destruction et sa perforation; par suite, le pus peut se faire jour au dehors, à travers les parois abdominales, par le vagin, par les selles, ou donner lieu à des ulcérations des viscères abdominaux.

La résorption complète a rarement lieu, que le fluide puriforme soit le produit de la lymphe transformée, soit qu'il ait paru de prime-abord. Dans les deux cas le péritoine était dès le début recouvert de lymphe plastique. Si le pus reste long-temps en contact avec cette lymphe, il peut la transformer aussi en matière purulente, qui se trouve alors en contact avec le péritoine; il en résultera une inflammation ulcéreuse de cette membrane, qui détruira successivement la couche péritonéale et les couches subjacentes, qui résistent beaucoup moins que le péritoine lui-même. Les intestins étant ainsi perforés, l'épanchement s'élimine par les selles; dans quelques cas rares il se fraie une voie à travers le diaphragme dans la cavité thoracique, d'autres fois il se porte au dehors à travers les parois abdominales, la vessie ou le vagin. Dans le dernier cas une difficulté d'uriner se manifeste quelque temps auparavant. Le toucher découvre une tumeur sensible, rénitante, fluctuante, proéminent à la partie supérieure du vagin entre l'utérus et la vessie. Quelquefois l'ulcération attaque aussi le foie, la rate, le psoas, et ne fait qu'accélérer ainsi la terminaison funeste.

§ 74. *Marche chronique. Terminaisons mortelles.*

Si un épanchement considérable séjourne long-temps dans la cavité abdominale, sans être résorbé, la mort arrive nécessairement tôt ou tard L'impossibilité de la résorption peut être déterminée par la

trop grande quantité ou par la trop grande consistance du fluide qui recouvre le péritoine et ses
prolongemens. S'il se développe une masse tuberculeuse, la résorption n'en devient que plus impossible. Souvent l'hydropisie précède encore la mort.

Si la quantité de l'épanchement qui doit être éliminé par
la résorption est trop considérable, s'il contient non-seulement de la sérosité en grande partie, mais encore beaucoup
de lymphe, qui se fixe comme une couche impénétrable sur
le péritoine et ses prolongemens divers, il doit nécessairement en résulter des suites fâcheuses. Il ne se développe à
la vérité point de métastases, parce que la résorption n'est
pas possible, mais à la suite d'une pression continuelle et
de la difficulté de la circulation les viscères abdominaux s'a-
trophient, les intestins surtout sont tellement comprimés
et pelotonnés, qu'après la mort leur calibre admet à peine
l'extrémité d'un doigt. La percussion ne donne qu'un son
mat sur toute l'étendue de la cavité abdominale, et la fluctuation est des plus évidentes. La fièvre prend le caractère
hectique ; les malades ne prennent presque plus d'alimens,
tombent dans le marasme et meurent d'épuisement. Quelquefois une anasarque plus ou moins étendue se manifeste ; elle
provient de la compression des vaisseaux abdominaux et du
défaut de nutrition ; anasarque qu'il ne faut point confondre
avec l'œdème métastatique dont nous avons parlé précédem-
ment. Ce dernier est un phénomène aussi favorable que l'autre est funeste.

Nous avons expliqué plus haut (§ 59) comment la production des tubercules pouvait apparaître pendant la durée d'une
péritonite puerpérale ; il ne resterait plus qu'à déterminer le
diagnostic de cette tuberculisation. Mais comme il existe toujours dans cet état une fièvre continue, l'amaigrissement,
l'œdème, des douleurs passagères, on ne peut jamais pro-

7.

noncer avec certitude l'existance de ces produits de nouvelle formation.

§ 75. *Complication cérébrale.*

La péritonite puerpérale se complique souvent de symptômes cérébraux, qui s'annoncent par une céphalalgie intense, pendant laquelle on voit souvent se déclarer la manie, et, plus tard, un assoupissement promptement mortel. La cause de cette complication n'est pas encore bien connue. L'autopsie ne montre ordinairement qu'une forte injection des vaisseaux du cerveau.

Nous ne pouvons pas passer sous silence une complication de péritonite puerpérale assez fréquente et qui suit dans sa marche une certaine régularité. Dès le commencement de violentes douleurs de tête se font sentir, et persistent jusqu'à l'apparition de l'épanchement dans le péritoine, et disparaissent quelquefois graduellement sous l'influence d'un traitement convenable. Dans beaucoup de cas la manie s'annonce subitement, les malades deviennent furibondes. Les accès durent ordinairement de 20 à 30 heures, et aiment à se répéter; ce qui distingue cette manie de celle dont nous avons parlé à l'article de la phlébite. Quelquefois un assoupissement profond, mortel, succède à la manie. Cependant, dans la péritonite, la manie n'est point un symptôme aussi funeste que dans la phlébite. A l'autopsie on ne trouve qu'une injection plus ou moins intense des vaisseaux du cerveau, et rarement des traces d'une vraie méningite. Souvent même il n'existe aucune lésion, quoique la manie ait été très intense. Il est par conséquent fort difficile de déterminer si cette manie est sympathique ou métastatique. Quoique cette complication de la péritonite ait une marche à-peu-près régulière, la manie peut être précédée ou non de céphalalgie. Ce dernier cas n'arrive pourtant que rarement.

§ 76. *De la milliaire dans la péritonite puerpérale.*

L'éruption milliaire n'est point une maladie puerpérale particulière. Elle peut apparaître dans toutes les maladies puerpérales et à toutes leurs périodes. L'état des couches prédispose facilement à cette éruption; car on peut la provoquer chez les accouchées du reste bien portantes. L'éruption apparaît sous la forme de petites vésicules de la grosseur d'une tête d'épingle, qui se changent bientôt en pustules. Quelquefois elles sont tellement agglomérées, qu'il en résulte des plaques confluentes, analogues à une éruption lichénoïde. L'apparition de la milliaire est un symptôme sans importance dans l'état puerpéral.

La milliaire n'est point une maladie puerpérale particulière. Elle s'associe tantôt à la phlébite, tantôt à la scarlatine, et peut survenir à toutes les périodes de la maladie. Cependant son apparition étant en général plus fréquente dans la péritonite, nous nous sommes abstenu d'en faire mention jusqu'ici. Il est remarquable que l'éruption milliaire se rencontre aussi fréquemment dans les maladies puerpérales que dans le rhumatisme, la goutte, le typhus. La prédisposition à la milliaire toutefois ne dépend point de telle ou telle maladie puerpérale, mais de l'état des couches lui-même. L'on peut, par exemple, faire pendant quelque temps des applications émollientes sur une partie quelconque du corps d'une accouchée bien portante, et l'on ne tardera pas à voir cette place couverte de petites vésicules purulentes.

Chez les puerpères malades, le plus souvent l'éruption paraît d'abord sur la poitrine et le ventre, sous la forme de petits boutons dispersés, du volume d'une tête d'épingle. Ils sont d'un rouge plus foncé que le pourtour, et s'ils persistent quelque temps, ils prennent la forme de petites vésicules remplies d'un liquide purulent. On appelle cette éruption *milliaire rouge* ou *milliaire blanche*, quoiqu'il n'existe entre les deux que la différence apportée par le temps, et ce ne sont réellement que deux degrés de la même affection. Ces vésicules apparaissent ordinairement discrètes et en quantité variable; cependant elles sont quelquefois si confluentes, qu'elles forment sur l'abdomen des plaques de la grandeur de la main, de sorte que l'individualité de chaque vésicule disparaît complètement. A ne considérer que la desquamation et la dessiccation de la peau, l'on serait porté à prendre l'éruption pour une affection lichénoïde, si une observation plus exacte ne détruisait tous les doutes à cet égard. En effet, l'on trouve au voisinage de ces plaques des vésicules isolées; ailleurs elles sont très rapprochées; enfin, on les rencontre en groupes qui forment le passage intermédiaire à ces plaques, où l'on ne peut plus reconnaître le caractère élémentaire de la milliaire.

L'apparition de la milliaire n'est point un symptôme si funeste qu'on le prétend ordinairement; au contraire il est tout-à-fait indifférent. Elle n'est jamais accompagnée ni d'aggravation ni d'amélioration dans l'état de la malade; en un mot elle n'est jamais le présage sûr d'un changement marquant. Si la peau est humide, les fomentations émollientes la provoquent facilement. Les vésicules qui ne sont remplies que de sérum et que l'on rencontre souvent dans les maladies puerpérales, ne doivent pas être confondues avec la milliaire, ce sont de simples *sudamina*.

§ 77. *Ancienneté de la maladie.*

Les symptômes de la péritonite puerpérale, avant et après la mort, sont trop tranchés pour qu'ils n'aient pas été observés par les médecins de l'antiquité. Nous trouvons ces symptômes consignés dans les écrits de l'enfance de la médecine. Mais après que, d'un côté, l'on eût confondu toutes les maladies puerpérales sous le nom générique de *fièvre puerpérale*, et que, d'un autre, l'on eût considéré la péritonite comme la seule maladie puerpérale, il ne fut pas possible d'obtenir des auteurs un tableau ressemblant de la vraie péritonite puerpérale.

La péritonite puerpérale, déjà observée par les médecins de l'antiquité, fut regardée comme seule maladie puerpérale et considérée par quelques-uns comme synonyme de fièvre puerpérale. Les violentes douleurs qui se font sentir pendant la vie et la quantité de l'épanchement que l'on trouve après la mort étaient des phénomènes trop marquans pour ne pas attirer l'attention des médecins. Hippocrate fait souvent mention des maladies et des douleurs qui suivent l'accouchement. Dans son livre sur les maladies des femmes, il dit quelque part (1) que peu de temps après l'enfantement, l'abdomen devenait si sensible, qu'il ne pouvait supporter la pression la plus légère. Dans les temps plus modernes, *Eduard Strother* (2), *qui inventa le nom de* PUERPE-RAL-FEVER, et ses successeurs qui adoptèrent ce nom, ont aussi décrit quelques-uns des symptômes les plus saillans de la péritonite; mais leur tableau est loin d'être complet.

(1) Alb. de Haller, *Principes artis medicæ.* Hippocrates, DE MORBIS MU-LIERUM. Liber I, sectio 2.

(2) *Criticon febrium : or a critical essay on fevers.* London, 1718, p.

§ 78. *Etiologie.*

L'étiologie de la péritonite puerpérale est en grande partie celle des maladies puerpérales en général. Cette affection puerpérale est une des plus fréquentes. La diminution dans la tension du péritoine utérin, celle des parties environnantes, le brusque changement dans la circulation du bas-ventre paraissent prédisposer à cette maladie. Elle est souvent épidémique ou endémique. L'on ne connaît pas, à la vérité, les causes qui peuvent produire de telles pandémies; cependant le miasme puerpéral (§ 8) paraît favoriser leur développement d'une manière particulière.

La péritonite puerpérale est déterminée le plus souvent par un accouchement pénible, par une double parturition, un refroidissement, des affections morales, etc., enfin par des influences pandémiques. Il est impossible de préciser pour ces pandémies, comme pour toutes les autres, jusqu'à quel point les constitutions médicales peuvent favoriser ou empêcher leur développement. Elles peuvent paraître avec les constitutions athmosphériques les plus différentes, accompagner d'autres épidémies, disparaître pendant leur cours, ou être remplacées par elles. Au reste, on ne peut contester que le miasme puerpéral n'ait une grande influence sur le développement de la péritonite puerpérale, car pendant les violentes pandémies de cette maladie l'on ne pouvait mettre un terme à son extension qu'en isolant les malades. La péritonite est la plus fréquente des maladies puerpérales; une raison de plus pour l'avoir considérée pendant long-temps comme la seule maladie de ce genre.

§ 79. *Effet des influences pandémiques sur la marche.*

Les influences épidémiques et endémiques ne déterminent pas simplement le développement de la péritonite à l'exclusion des autres maladies puerpérales, mais elles déterminent encore le caractère de l'inflammation, sa marche et ses terminaisons. Ce fait remarquable est une preuve de plus que cette maladie n'est pas simplement sporadique, mais qu'elle peut encore être pandémique.

Une épidémie ou une endémie régnante ne produit pas seulement une péritonite, mais elle peut encore imprimer un caractère particulier à sa marche, ses symptômes, ses métastases et ses terminaisons. Ce fait est remarquable non-seulement pour l'histoire des épidémies, mais il nous fournit en même temps une preuve que cette maladie peut avoir une cause et une marche toutes pandémiques. Y aurait-il quelqu'un d'assez obstiné pour attribuer au hasard cette singulière uniformité ? Dans une pandémie la péritonite prend un caractère tantôt inflammatoire, tantôt putride. La marche est rapidement funeste dans la plupart des cas, d'autres fois elle est lente et bénigne ; tantôt l'épanchement est séreux, tantôt lymphatique, d'autres fois sanieux. Une épidémie amène souvent l'inflammation des veines et du tissu cellulaire de l'utérus, des vaisseaux lymphatiques lombaires ; dans une autre épidémie on ne verra aucun de ces phénomènes. Une épidémie ou endémie sera souvent accompagnée de pleurite dans les derniers jours, une autre ne le sera jamais ou fort rarement. La phlegmasie blanche est très fréquente à certaines époques ; dans d'autres temps on ne l'observe que rarement ou pas du tout. L'on peut se donner la peine d'expliquer ou (ce qui est plus facile) de nier l'existence de tous ces faits ;

nous nous contentons de les citer comme des résultats de très nombreuses observations.

§ 80. *Pronostic.*

En général, le pronostic est fâcheux; il est cependant plus favorable que dans la phlébite. La fièvre violente, l'épanchement abondant amènent ordinairement une terminaison sinistre; ce que fait toujours la péritonite putride. Une douleur apyrétique est de meilleur augure que l'état opposé. La salivation est toujours un signe favorable; les métastases extérieures le sont ordinairement. Les métastases à l'intérieur sont le plus souvent funestes. Si le pouls se ralentit, c'est un signe de bon augure. La fièvre continue est toujours suspecte. L'épanchement enkysté ne donne pas un pronostic absolument fâcheux, mais douteux; sa quantité, sa qualité, la marche déterminent le résultat ultérieur.

La malade est toujours en grand danger, quoique la guérison s'opère ici plus souvent que dans la métro-phlébite. Si les accès sont violens, si l'épanchement plastique est copieux et rapide, le pronostic est ordinairement fâcheux, surtout dans la péritonite putride ; une grande quantité de sérosité épanchée ne doit faire porter qu'un pronostic douteux. Il devient plus favorable si la fièvre et la douleur cessent avec l'apparition de l'épanchement; dans le cas contraire, il est ordinairement sinistre. Le cas le plus favorable est celui d'une fièvre sans douleur et suivie d'épanchement, qui amène lui-même la diminution ou la cessation de la fièvre. Si la fièvre, qui a précédé de plusieurs jours les symptômes locaux de la péritonite, vient à redoubler à l'apparition de celle-ci, le pronostic est alors des plus funestes. La physionomie puerpérale, le froid des extrémités sont de très mauvais signes. Un vomissement de matières verdâtres ne laisse presque pas d'espoir; moins encore, s'il ressemble à du marc du café. Le vomissement des matières fécales est aussi rare qu'il est de mauvais augure. Une excrétion considérable d'urines sédimenteuses et une fièvre modérée sont des signes heureux. Les inflammations métastatiques internes amènent ordinairement la mort. L'érythème métastatique est un bon signe. La salivation, la métastase séreuse sur les extrémités, l'anasarque apparaissent comme des avant-coureurs d'une guérison certaine; elle est moins sûre et moins fréquente à la suite de l'inflammation métastatique du tissu cellulaire des extrémités. Les perforations diverses sont la plupart mortelles. Une fièvre continue est toujours suspecte, que l'épanchement soit libre ou renfermé. On doit toujours craindre la transformation purulente de la lymphe, quand elle a séjourné long-temps dans l'abdomen.

§ 81. *Traitement de la péritonite aiguë.*

La péritonite puerpérale exige un traitement antiphlogistique proportionné au degré de l'inflammation. Si au début elle ne prend point le caractère putride, et que la fièvre soit très forte, la saignée est indispensable; il devient souvent nécessaire de la répéter. Les évacuations sanguines locales doivent être proportionnées à l'intensité et à l'étendue des douleurs. Les fomentations à la glace calment souvent très promptement la fièvre et les douleurs. Un des principaux moyens de diminuer la plasticité du sang, c'est l'emploi du mercure à haute doses, à l'intérieur et à l'extérieur. La péritonite putride déjoue tout traitement.

La péritonite puerpérale avec affection cérébrale exige des fomentations à la glace, une dérivation sur le canal intestinal, au moyen de drastiques, souvent une déplétion sanguine générale ou locale. Si la manie paraît, elle exige le même traitement, mais à un degré beaucoup plus énergique.

Autant le traitement est inefficace dans la métro-phlébite, autant il se montre puissant contre la péritonite, pourvu qu'il soit convenable et dirigé à temps. L'on ne doit pas se contenter de calmer l'inflammation, il faut chercher à la réprimer, à l'anéantir. Si la fièvre est considérable, le pouls fort, une saignée abondante est indiquée, quoique l'on ne découvre encore aucune affection locale. Une saignée trop abondante ne nuira pas autant qu'une saignée omise : il est souvent nécessaire de la répéter deux ou trois fois. Si les douleurs sont très vives, il faut appliquer 20 à 30 sangsues, et les répéter au besoin. Après ces moyens, un des plus efficaces est l'application de la glace sur le ventre, qui ordinairement calme la fièvre, et souvent fait disparaître la douleur comme par enchantement. Il faut la continuer deux ou trois jours, et la renouveler fréquemment. L'on ne doit point craindre le déplacement de l'inflammation, ni la suppression des lochies. Ces applications obtiennent souvent un succès extraordinaire. Un des principaux agens thérapeutiques dont l'emploi ne doit jamais être négligé lorsque la maladie est intense, c'est le mercure à l'intérieur et à l'extérieur. L'on obtient souvent en quelques heures un succès éclatant du calomel à hautes doses, et d'une once d'onguent mercuriel *en frictions* sur le ventre et les cuisses. Si la diarrhée et la salivation surviennent, ce sont deux accidens dont le danger n'est pas comparable à celui que causerait l'affection qu'il faut combattre. La résorption énergique qui s'opère dans l'organisme, et dont la salivation est une preuve, paraît exercer ici une influence des plus heureuses : la salivation annonce toujours, comme nous l'avons dit, une guérison certaine.

Lorsque la péritonite est compliquée d'affection cérébrale, il faut faire des applications froides sur la tête, et administrer à l'intérieur le calomel avec le jalap. La saignée est indiquée par le degré de la fièvre et de la céphalalgie, si elle n'a pas déjà été nécessitée par la violence des symptômes locaux de la péritonite. A ce moyen il faut ajouter, dans les cas graves, un nombre suffisant de sangsues derrière les oreilles ou aux tempes.

§ 54. *Traitement de la marche chronique et des métastases.*

Si l'épanchement est considérable et que la fièvre et la douleur disparaissent, la crême de tartre est le meilleur laxatif et le meilleur diurétique à employer. Si une diarrhée excessive survient, l'alun et le ratanhia sont les remèdes les plus sûrs. Si le vomissement de matières verdâtres s'établit, s'il y a des symptômes de ramollissement de l'estomac, il n'y a que peu à espérer de l'opium et des poudres effervescentes, et rien du tout de tous les autres remèdes. Si la résorption de l'épanchement est en train, le repos le plus parfait et la diète sont indispensables ; et tout est inutile, à l'exception des applications émollientes et de quelques petites doses de mercure. Les diverses métastases, et les autres variations de la marche, exigent un traitement semblable, ou se montrent rebelles à toute espèce de traitement.

Lorsqu'il n'a pas été possible d'arrêter l'exsudation, c'est la marche ultérieure de la maladie qui détermine la nature du traitement. La fièvre et la douleur ont-elles disparu insensiblement, l'épanchement est-il considérable, l'usage de la crème de tartre doit être continué pendant long-temps. Ce remède est souvent capable d'exciter la sécrétion des reins et du canal intestinal d'une manière convenable. Lorsqu'une diarrhée se manifeste avec amélioration, il faut l'empêcher de devenir excessive; car alors elle emporterait rapidement la malade : il faut chercher à l'arrêter aussitôt que possible. L'opium n'est ici d'aucune utilité; le quinquina augmente encore le flux intestinal, tandis que l'alun et le ratanhia (1) ne laissent rien à désirer sous ce rapport. S'il existe encore des symptômes d'inflammation, même après l'épanchement, la première indication à remplir est le traitement antiphlogistique général ou local, proportionné au degré de l'inflammation. Si un vomissement verdâtre ou noirâtre se manifeste, tout traitement rationnel cesse. Les poudres effervescentes, l'opium à haute dose combattent le mieux ces symptômes. Souvent les malades ne supportent pas autre chose que du café à l'eau.

Lorsque la résorption marche, les malades doivent observer une diète assez sévère, et garder le lit. Le repos le plus parfait de corps et d'esprit est de toute nécessité, pour que

(1) Cette formule se recommande à l'attention des praticiens :
      Rec. Aquæ cinnamomi
          — communis aa. *uno duas.*
      Aluminis
      Extracti Ratanhiæ aa. *drachmam.*
      Syrupi Menthæ *uno tres.*
A prendre par cuillerée à bouche toutes les deux heures.

la guérison s'opère. Un refroidissement, un chagrin, un ex-
cès quelconque dans le régime peuvent subitement détruire
toute espérance. Les stimulans et les fortifians sont absolument nuisibles; tout au plus peut-on administrer le mercure à petite dose et localement, en continuant sans interruption les fomentations émollientes. La convalescence est-
elle bien établie, des alimens légers et bien choisis rem-
plissent la première indication.

L'érythème métastatique n'exige aucun traitement spécial; les œdèmes métastatiques cèdent ordinairement à l'u-
sage de la crème de tartre. La métastase inflammatoire sur
les extrémités inférieures demande des fomentations émollientes et le mercure à petite dose. Toutes les autres affections secondaires, par exemple les perforations des intestins, exigent divers traitemens symptomatiques; il ne faut
du reste plus penser à la guérison dans de tels cas.

VII. INFLAMMATION DES MAMELLES (MASTITIS PUER-PERALIS).

§ 83. Considératious générales.

Nous ne plaçons ici cette maladie que pour compléter l'ouvrage, puisqu'elle est une vraie maladie puerpérale. Nous
nous contenterons de dire que, toute rare que soit cette inflammation, elle est ordinairement très opiniâtre, dure souvent cinq ou six semaines; et, dans bien des cas, ce n'est
que par des moyens chirurgicaux que l'on parvient à combattre les suites fâcheuses qui en résultent. Il ne faut pas
confondre avec l'inflammation une tuméfaction douloureuse,
luisante des mamelles, et qui ne dépend que de la grande
abondance du lait. Dans cette dernière, l'on ne remarquera
pas la rougeur ni l'élévation de température considérable
que l'on voit toujours dans la mastite. L'une cède à la sim-

ple évacuation du lait, moyen qui ne peut être employé dans l'autre. Les meilleurs préservatifs contre cette maladie sont : de garder une diète sévère, d'éviter avec soin tous les refroidissemens, et donner de bonne heure et à plusieurs reprises le sein à l'enfant. Si, malgré toutes ces précautions, l'inflammation éclate, le moyen le plus sûr de prévenir la suppuration qui s'établit ordinairement d'une manière si rapide, c'est l'application de fomentations à la glace sur la mamelle enflammée, au moins pendant vingt-quatre heures. Il ne faut point redouter de les mettre en usage, et l'on s'étonnera de voir combien leur effet est prompt et bienfaisant.

§ 84. *Appendice sur les altérations du sang dans les maladies puerpérales.*

Nous n'avons nullement parlé dans ce traité des altérations que le sang subit dans les maladies puerpérales ; néanmoins nous sommes intimement convaincus qu'il doit éprouver des changemens variables, et sous le rapport de ses qualités physiques, et sous le rapport de sa composition chimique. Jusqu'ici nous n'avons pas été assez heureux pour découvrir la nature de tous ces changemens éprouvés par le sang des accouchées à l'état de maladie.

Chez les femmes robustes et bien constituées, quand l'inflammation était intense et bien prononcée, nous avons toujours rencontré un caillot dense et résistant, dont la quantité l'emportait de beaucoup sur celle du sérum, qui présentait une teinte rougeâtre. Chez les individus, au contraire, à constitution frêle, et quand la maladie n'était que peu intense, la densité et le volume du caillot diminuaient en proportion directe ; et *quand l'inflammation était de nature putride, le sang se montrait diffluant et sans coagulabilité.*

La *couenne* (dite à tort *inflammatoire*) se rencontrait souvent, mais n'était presque jamais en rapport ni avec l'intensité, ni avec l'espèce de la maladie puerpérale. En effet, la formation de la couenne n'a lieu qu'autant que le sang met assez de temps à se coaguler pour que la lymphe, de beaucoup plus légère, vienne surnager et se superposer au caillot. Le sang, au contraire, se prend-il promptement au caillot, alors on ne trouve plus de couenne, mais l'intérieur du caillot est parcouru en divers sens par des rayons blanchâtres provenant de la lymphe du sang.

Ainsi donc, dans l'état puerpéral, le sang n'offre rien qui, sous le rapport de ses qualités physiques, ne se trouve dans les autres inflammations franches ou putrides.

Nous regrettons beaucoup que nos recherches ne nous aient conduit à aucun résultat certain sous le rapport des altérations chimiques qu'éprouve le sang dans les maladies puerpérales. Cette connaissance est d'autant plus difficile à obtenir, que la constitution du sang à l'état normal ne paraît pas encore invariablement établie.

Espérons qu'un avenir plus ou moins rapproché (1) nous révèlera ces diverses altérations qui, dans notre conviction, sont encore négligées. *On a jusqu'ici trop méconnu que le sang et les parties solides ne diffèrent que par la forme. Quod sanguis hodie, cras solidum esse potest.*

---

(1) Nous sommes persuadé que les belles expériences de *M. Magendie* sont appelées à jeter un grand jour sur cette question, qu'il élucide dans ses intéressantes leçons, dont la publication doit être vivement désirée par le public médical, qui sait apprécier les bases scientifiques de la médecine.

DE L'AUSCULTATION
DES FEMMES ENCEINTES.

L'exploration au moyen de l'ouïe, *nommée de préférence auscultation*, a fait découvrir ces derniers temps plusieurs phénomènes dans la grossesse, qui ne sont pas moins intéressans sous le rapport physiologique, qu'utiles sous le rapport obstétrical. Je veux parler des phénomènes du *pouls fétal* et du *bruit placentaire*. Bientôt après la publication de ces découvertes, les uns les rejetèrent comme inutiles dans la pratique, les autres en nièrent jusqu'à l'existence, et un petit nombre seulement les accueillit avec l'attention qu'ils méritaient sous tous les rapports. Ces derniers ont essayé par conséquent d'expliquer l'origine des ces bruits. Les résultats obtenus par des observations faites sur environ mille femme enceintes, ainsi que les inductions auxquelles elles ont donné lieu, forment le sujet de cette Dissertation.

I. DU POULS FÉTAL.

On entend par pouls fétal, ce bruit qui se manifeste dans le bas-ventre d'une femme enceinte, par des *doubles pulsations rhythmiques*. D'après cette définition générale, le bruit peut exister au dedans ainsi qu'au dehors de l'utérus, et être aussi plus lent que le pouls de la mère. Bien que ces deux cas soient très rares, il était cependant nécessaire de les comprendre dans la définition du pouls fétal, pour qu'elle fût généralement admissible.

Le pouls fétal se distingue presque toujours par la rapidité avec laquelle les battemens se succèdent, de manière qu'on peut compter par minute de 120 à 140 battemens doubles, et par conséquent 240 à 280 pulsations simples. Dans certains cas fort rares on compte distinctement 150 et même jusqu'à 160 battemens doubles, et il arrive plus rarement encore d'en compter moins de 120 par minute. De ces trois circonstances, que les battemens entendus sont *doubles*, qu'il se suivent avec la *rapidité* décrite, et de ce qu'ils sont *rhythmiques*, il s'en suit que non-seulement on découvre facilement le pouls fétal, mais qu'il devient même impossible de s'y méprendre et de pouvoir le confondre avec d'autres bruits, dès qu'on l'a plusieurs fois entendu distinctement. Aussi bien qu'est-ce qui pourrait produire dans le bas-ventre, des doubles pulsations rhythmiques, toujours égales entre elles et dans le même rapport de vitesse? Rien, si ce n'est le cœur du fœtus; en effet, il ne peut y avoir aucun doute sur l'existence du pouls fétal. Dès que le fait, qu'on peut entendre dans le bas-ventre d'une femme enceinte un bruit semblable à celui que nous venons de décrire, est une fois constaté, une foule de questions surgissent. Quelle est la cause du pouls fétal? Comment se fait-il qu'on l'entende? Quand commence-t-on à le percevoir? A quoi sert-il? Peut-il faire diagnostiquer la vie ou la mort de l'enfant? A quel endroit le découvre-t-on le plus facilement? Nous allons essayer de résoudre ces questions dans ce qui va suivre.

Après avoir démontré que le double bruit dont nous avons parlé, ne s'observe que chez les femmes enceintes, et qu'en outre le cœur de l'enfant produit un bruit absolument semblable par sa vitesse et son rhythme, il serait inutile de chercher d'autres preuves pour se convaincre que ce bruit et le battement de cœur de l'enfant sont une seule et même chose. Aussi n'aurait-on pu choisir pour désigner ces sortes de battemens, une dénomination plus convenable que celle de pouls fétal.

Le cœur de l'enfant bat, bien avant qu'on n'en entende ces pulsations. Les conditions nécessaires à leur manifestation sont premièrement que les battemens soient assez forts et qu'ensuite ils puissent être conduits jusqu'à notre oreille. Les bruits du cœur qui ont lieu dans le fétus ainsi que chez l'enfant nouveau-né, sont produits par la tension qui s'opère dans les soupapes élastiques des différens orifices du cœur; et cette tension correspondant à la diastole et à la systole du cœur, produit le battement doüble. En supposant cette opinion sur l'origine de ces bruits de cœur admise, on peut en déduire plusieurs inductions.

Les bruit n'étant produit que par la tension de membranes, c'est-à-dire par des corps *solides*, il s'en suit qu'ils se propagent bien plus facilement au moyen des corps *solides* qu'au moyen des *fluides*. On entendra donc le pouls fétal d'autant plus distinctement, qu'il y aura une moins grande épaisseur de couches d'air ou de fluide entre l'enfant et l'oreille de l'explorateur. Ceci aura lieu chaque fois que les surfaces les plus étendues et les plus solides de l'enfant auront été mises en contact immédiat avec l'utérus, celui-ci avec la paroi abdominale, et cette dernière avec l'oreille.

Tant que le produit de la conception est encore à l'état d'embryon, ces conditions ne peuvent avoir lieu, parce que les battemens ne sont pas encore assez forts, que l'embryon ne touche presque jamais alors la surface interne de l'utérus, et qu'il devient impossible de déprimer suffisamment la paroi abdominale pour la mettre en contact immédiat avec la matrice. Ces difficultés disparaissent avec l'accroissement de l'enfant, et au cinquième mois de la grossesse on peut déjà distinguer le battement de cœur du fœtus.

Il n'existe pas de point fixe du bas-ventre où l'on puisse à tout moment entendre plus facilement et plus distinctement le pouls fétal qu'en tout autre point. Ce point spécial dépend entièrement de la position du fétus, et varie par conséquent suivant chacune de ses attitudes.

Il faut tout d'abord trouver une partie solide de l'enfant et déprimer en ce point avec l'oreille ou le stéthoscope la paroi abdominale de l'utérus, de manière à former un tout continu avec l'enfant. De la sorte on réussit presque toujours à entendre distinctement le pouls fétal pendant les cinq derniers mois de la grossesse. Une surabondance du cours de l'amnios, un enfant trop mobile et des parois abdominales ou utérines trop résistantes, peuvent, dans quelques cas rares, même lorsque l'enfant est vivant, empêcher la perception du pouls fétal.

Comme le dos de l'enfant est la partie la plus résistante et la plus proche du cœur, qu'il est en outre le plus souvent en rapport avec la paroi abdominale, les battemens dans ces circonstances s'entendent avec la plus grande facilité.

On les perçoit dans toute l'étendue de l'utérus quand l'enfant est volumineux, son pouls est énergique et les eaux amniotiques en petite quantité.

Doit-on préférer l'auscultation médiate ou immédiate ? Cela dépend de l'habitude de l'explorateur. Toutefois il est des circonstances qui militent en faveur du stéthoscope. En effet, si par l'oreille nue on a de plus grandes surfaces en rapport, et si par là on saisit quelquefois plus promptement le pouls fétal, il est vrai de dire qu'il est des cas où il faut une auscultation prolongée, et alors ce mode d'exploration occasionne facilement des congestions de tête qui empêchent d'entendre nettement les bruits internes.

Par la découverte du pouls fétal, la sémiatique de la grossesse s'est enrichie d'un symptôme qui surpasse tous les autres en évidence et qui indique en même temps la présence et la vie de l'enfant ; car sans le secours de l'auscultation tous les autres symptômes ne peuvent donner cette certitude. Il n'est pas à dire pour cela qu'il ne puisse y avoir des grossesses douteuses ; car le pouls fétal se fait entendre trop tard (dans le cinquième mois environ), et quelquefois même point du tout. Mais ce qu'il y a de certain, c'est que le nombre des grossesses douteuses pour le médecin est par là considérablement diminué.

Quel est donc le symptôme le moins équivoque parmi tous

ceux qui ont été jusqu'à présent considérés comme indices de la grossesse? C'est la découverte d'une partie quelconque de l'enfant. Cependant ce signe ne devient certain que lorsqu'on parvient à déterminer positivement cette partie du fétus, de manière à pouvoir dire par exemple : *J'en ai senti la tête, etc. Dans tous les autres cas*, *on ne prend pour certitude que la plus grande probabilité*, car il arrive rarement de trouver dans la cavité abdominale, un corps aussi grand, aussi dur et aussi mobile que l'est celui d'un enfant, sans que ce corps ne soit vraiment un fétus. On risquera donc très peu de se tromper en diagnostiquant une grossesse sur de semblables données. Parmi des fréquens exemples nous ne citerons que les deux suivans à l'appui de cette proposition.

Une veuve, âgée de 29 ans, fut reçue à la Clinique d'accouchement. Pendant les cinq dernières années elle avait accouché de cinq enfans, et elle croyait dans ce moment être de nouveau enceinte de huit mois environ, parce que son ventre avait grossi depuis cette époque et qu'elle avait senti l'enfant remuer depuis quelques mois. Les menstrues n'avaient pas cessé d'apparaître régulièrement. Cette circonstance suffisait pour inspirer des doutes et pour engager à faire un examen exact. L'exploration externe fit découvrir sans peine un corps solide, s'élevant du petit bassin dans la cavité abdominale, et qui pour la *forme*, la *grandeur* et la *consistance* avait tous les caractères d'un enfant de sept à huit mois. Ce corps pouvait facilement être ballotté d'un côté à l'autre, mais son extrémité supérieure seule semblait obéir à ce mouvement de va-et-vient. D'après cette exploration hypogastrique on aurait pu diagnostiquer une grossesse, de même qu'on aurait pu la nier. Le toucher montra que la matrice avait plus que doublé de volume, qu'elle était plus molle qu'à l'ordinaire, et que la portion vaginale s'était dilatée et abaissée dans le vagin. Malgré cet abaissement de l'utérus, on ne put constater aucune partie du fétus, ni par la portion vaginale, ni par l'orifice utérin, ni par la pression hypogastrique, qui ne renvoyait aucune sensation au doigt qui explorait par le vagin. Cet examen ne donna donc aucune certitude ; car si le développement de la matrice paraissait indiquer une grossesse, elle était néanmoins trop petite relativement à la grandeur du corps qui se trouvait dans le bas-ventre. Pour faire cesser ces doutes, on eut recours à l'auscultation, et on pressa contre ce corps les enveloppes abdominales. Au bout d'un quart-d'heure d'exploration on n'avait point encore pu saisir le pouls fétal, quand tout-à-coup il devint impossible de retrouver ce corps étranger dans le bas-ventre ; il avait disparu en moins de quelques minutes. La femme accusait d'horribles douleurs. On présuma la rupture d'une poche et l'extravasation du liquide contenu. En effet, la percussion constata la présence de ce fluide dans la partie gauche et inférieure de l'abdomen par le son mat qu'elle rendait. (1)

Le second cas est rapporté par M. Schmidt, professeur d'accouchement, dans son *Recueil des grossesses douteuses*. Il fut appelé auprès d'une femme, âgée de 32 ans, chez laquelle les menstrues avaient cessé d'apparaître depuis huit mois. Leur interruption n'était accompagnée d'aucune incommodité, sinon d'un accroissement du ventre, d'un sentiment de pesanteur et du mouvement d'un corps dans l'abdomen chaque fois qu'elle se retournait dans le lit. L'exploration montra toute la partie inférieure du bas-ventre jusqu'au nombril, occupée par une tumeur dure, comme scirrheuse, ronde, lisse, indolente, sans la moindre trace de fluctuation, et mobile dans tous les sens. L'orifice et la

______

(1) Dans l'espace de quelques heures une péritonite intense se déclara, pendant laquelle les jours de la malade furent en grand danger. Elle ne se rétablit que lentement ; et après la résorption du fluide on découvrit l'ovaire droit, qui avait le volume d'un poing et qui était encore très sensible à la pression. Selon toutes les apparences, une hydropisie de l'ovaire avait été prise pour une grossesse, et la tension du kyste aurait causé sa rupture, même sans la pression exploratrice.

partie vaginale de la matrice présentaient des changemens analogues à ceux qu'on trouve dans une grossesse avancée. Une main placée à la partie supérieure de la tumeur transmettait par la pression un mouvement sensible au doigt appuyé sur le museau de tanche. Il en conclut que la tumeur se trouvait dans l'utérus et qu'elle provenait ou d'une dégénérescence stéatomateuse de la substance de l'utérus, ou d'une masse analogue renfermée dans sa cavité. A l'admission de la grossesse s'opposaient : le petit volume de la matrice, qui égalait à peine celui d'une grossesse de cinq mois ; sa dureté ; l'absence de toute fluctuation ainsi que du mouvement de l'enfant. — Deux mois après la femme accoucha très douloureusement d'un enfant sain et d'un volume ordinaire ; c'est à peine si les eaux amniotiques égalaient deux cuillerées.

Par la même raison qu'on prend pour un fétus un corps qui en a la mobilité, la consistance et la forme, on aurait pu croire à un enfant dans le premier de ces cas ; de même M. Schmidt prit, dans le second, l'enfant pour un produit anormal, parce que le fétus n'était pas mobile dans la cavité utérine. Mais l'existence de quelques onces d'eau seulement dans l'amnios est un fait aussi rare que les conditions réunies dans le premier exemple cité, et il n'était pas irrationnel de diagnostiquer une grossesse dans le premier cas et de la nier dans le second. Néanmoins, dans de telles circonstances on ne prononcerait le diagnostic que sur des probabilités ; car tant qu'on n'a pas découvert une partie distincte de l'enfant, le diagnostic n'est pas certain. Mais dès qu'on a entendu le pouls fétal, on est sûr non-seulement d'avoir découvert le battement *d'un corps qui pourrait être un enfant, mais qui doit en être un exclusivement,* par la raison que rien ne peut imiter le pouls fétal, et c'est là le signe le plus sûr de la grossesse.

Dans certains cas où la grossesse ne présente aucun doute, on désire cependant s'assurer de la vie ou de la mort de l'enfant : alors l'auscultation donne ordinairement les résultats désirés. Il est vrai, quand on n'a pu découvrir le pouls fétal, on n'est pas toujours en droit de conclure que l'enfant est mort; mais toutes les fois qu'aucun obstacle ne s'oppose à la propagation du son, et que malgré des explorations réitérées avec soin on ne parvient pas à entendre les battemens du cœur, la vie de l'enfant devient problématique. L'auscultation seule peut rassurer sur la vie de l'enfant dans les diverses maladies graves et autres accidens qui peuvent affecter la mère. M. Hohl rapporte qu'une femme sur la fin de la grossesse s'était, dans un accès de mélancolie, précipitée dans l'eau; après qu'on l'en eut retirée, l'idée que son enfant a dû souffrir dans cette chute la rendit inconsolable. L'assurance que l'enfant vivait, assurance rendue possible par l'auscultation, la tranquillisa complètement.

Une auscultation attentive parvient encore à diagnostiquer la présence de jumeaux. Qui ne connaît toute l'incertitude des signes de ces sortes de grossesses? L'infiltration séreuse des extrémités inférieures, l'accroissement précoce du bas-ventre, sa dilatation transversale, son extension plus considérable, ne sont que des symptômes équivoques. Si outre la dilatation énorme du bas-ventre il arrive que l'on ne puisse imprimer à l'enfant des mouvemens d'un côté à l'autre de la cavité utérine, et que l'on ne puisse en rapprocher les deux parois sur un des côtés, parce que son intérieur est rempli des parties solides, la présence des jumeaux devient plus probable. Cependant ces symptômes peuvent aussi exister lorsque l'enfant est très volumineux, les parois abdominales très tendues et très résistantes, ou bien la substance de l'utérus fort épaisse. L'exploration ne donnerait là-dessus une certitude absolue, que si elle parvenait à découvrir par exemple deux têtes, etc. L'auscultation, au contraire, donne dans ces cas une pleine certitude, parce qu'on entend deux pouls qui diffèrent par leur rhythme, leur vitesse et le plus souvent aussi par leur force. On entend très bien alors, à deux endroits plus ou moins éloignés, le pouls fétal, qui est très faible ou tout-à-fait insensible dans l'espace intermédiaire. Si ces points sont rapprochés, on entend quelquefois un bruit confus, résultant des deux pouls. Une oreille exercée saura bientôt distinguer si les deux pouls ont la même vitesse ou non. L'observation est plus exacte si on ausculte, la montre en main, pendant une ou deux minutes à chacun des deux endroits, et qu'on compare ensuite le nombre des pulsations obtenues. Il serait encore préférable qu'à un signal convenu, deux personnes auscultent en même temps sur les points désignés et comparent ensuite le nombre des battemens entendus jusqu'à un second signal ; mais l'intervalle entre les deux signaux ne doit pas être de longue durée, car la différence n'augmente pas en proportion du temps employé à l'exploration, c'est-à-dire que si par exemple les deux pouls diffèrent de six à huit battemens par minute, ce n'est pas une raison pour qu'ils diffèrent de soixante à quatre-vingts dans dix minutes.

Dans un intervalle de temps aussi long, les différences se balancent facilement, parce que le nombre des battemens chez l'enfant ne reste pas toujours le même de minute en minute ; tantôt il s'accélère et tantôt il se ralentit. Un mouvement vif de l'enfant augmente de suite le nombre des battemens ; de quelques pulsations seulement, il est vrai, mais c'est précisément de cette différence qu'il s'agit. Généralement deux minutes d'auscultation suffisent. Si les explorations, répétées en temps différens, donnent toujours le même résultat, on peut diagnostiquer avec certitude la présence des jumeaux.

Par la raison que l'auscultation peut sûrement constater la vie de l'enfant, il est indispensable de s'en référer à elle avant les opérations indiquées selon l'état de vie ou de mort de l'enfant. Les défenseurs de l'opération césarienne, par exemple, devraient donc bien s'appliquer à l'auscultation, pour ne pas se trouver dans le cas de retirer peut-être un enfant mort de la cavité abdominale, sous prétexte de ne pas perforer le crâne d'un enfant vivant. Que ceux qui préfèrent la perforation soient portés à négliger l'auscultation, cela s'explique facilement. Cependant l'auscultation ne leur serait pas inutile. L'expérience nous apprend que dans la majorité des accouchemens très laborieux, les enfans naissent morts. Si on ausculte dans ces cas, on remarque qu'à mesure que l'enfantement se prolonge, le pouls fétal s'affaiblit de plus en plus, et finit par disparaître tout-à-fait, évènement que l'on peut constater de même dans les maladies graves de la mère. C'est ainsi que chez les femmes enceintes cholériques, le pouls fétal s'affaiblissait en proportion de l'intensité du choléra, et disparaissait quand le mal était arrivé à son apogée.

Si donc, au commencement de l'accouchement, les battemens de cœur se montrent énergiques et qu'ils viennent à s'affaiblir peu à peu, on a la certitude que la vie de l'enfant est dans un danger imminent et qu'elle s'éteindra complètement, si on ne peut lui porter un prompt secours. *Mais s'il est impossible d'accélérer l'accouchement, on fera mieux de renoncer à la conservation d'une vie qui ne peut plus être sauvée.*

On a voulu aussi appliquer l'auscultation au diagnostic des différentes maladies du fétus. Mais tout ce que l'on peut faire dans ce sens, c'est de connaître et d'apprécier les qualités du pouls quant à sa vitesse, sa force et son rhythme. Prétendre que l'on peut diagnostiquer une fièvre intermittente quarte comme un auteur a osé l'avancer, c'est faire jouer un tour innocent à une ardente imagination et cela n'a pas besoin d'une sérieuse réfutation.

II. DU BRUIT PLACENTAIRE.

On désigne de ce nom ce bruit qui se passe dans l'utérus d'une femme enceinte, bruit isochrône au battement du cœur et qui ressemble au bruit d'un soufflet. Il en est de ce bruit comme du pouls fétal, c'est-à-dire qu'il est impossible de le méconnaître dès qu'on l'a plusieurs fois entendu distinctement Une fois constaté, on fut unanimement d'accord pour le rapporter à la circulation du sang ; mais la détermination de son siège a été et est encore un point de discussion. Aujourd'hui son siège est fixé par les uns dans l'aorte ou dans les artères iliaques, et par d'autres en petit nombre dans les artères utérines ou dans le placenta.

Quant à l'opinion de ceux qui affirment que le bruit est produit par la pression de l'utérus sur l'aorte abdominale ou sur les artères iliaques, elle a en sa faveur quelques raisons plus spécieuses que solides, et qu'on peut facilement réfuter. On sait que lorsque le calibre d'une artère se rétrécit par une pression ou de toute autre manière, il y naît souvent un bruit de soufflet. L'aorte, il est vrai, peut être comprimée par l'utérus. En outre, pendant l'auscultation abdominale chez une femme étendue sur le dos, la tête est fréquemment soulevée par des impulsions isochrones au pouls de la femme. Ces secousses deviennent quelquefois plus fortes encore, lorsqu'on ausculte une femme qui vient d'accoucher et dont l'utérus n'est pas encore descendu dans le petit bassin ; ce qui provient de la densité augmentée de l'utérus revenu sur lui-même. Ce phénomène peut cependant aussi avoir lieu sans qu'on entende pour cela le bruit dit placentaire, de même qu'on trouve souvent celui-ci sans remarquer la moindre impulsion. Si ce bruit se passait dans l'aorte ou l'iliaque, il ne serait pas aussi superficiel ; il ne pourrait pas être déplacé par la pression de l'oreille ou du stéthoscope sur les parois utérines, enfin il ne pourrait pas être supprimé par une telle pression continuée. C'est pourtant ce qui a lieu et ce qui indique que ce bruit doit avoir son siège dans les parois utérines mêmes. Donc le bruit placentaire ne peut pas prendre naissance dans l'aorte ou dans les iliaques. Mais le bruit ne se passe pas davantage dans le placenta. Il est évident qu'il ne peut siéger dans sa partie fétale ; quant à sa partie maternelle, ce n'est qu'une portion de l'utérus, dans laquelle la matrice se vascularise plus que dans les autres parties pendant la grossesse. Il peut y avoir là un bruit comme nous allons le démontrer, non pas parce que c'est une partie du placenta, mais parce que c'est une partie de l'utérus.

Le siège du bruit placentaire doit être recherché dans les artères dilatées de l'utérus ; il a sa source dans la circulation utérine. Cette opinion est celle qui a le plus de bonnes raisons en sa faveur et pas une raison solide contre elle. Ce qui le prouve d'abord, c'est que chez beaucoup de femmes on entend ce bruit dans toute l'étendue de l'utérus et non pas seulement aux points d'insertion du placenta.

De plus on distingue clairement que le bruit est superficiel, c'est-à-dire qu'il se produit tout près de l'oreille, ce qui devient encore plus évident, parce que la pression sur les parois utérines peut non-seulement le déplacer, mais le faire cesser entièrement. Enfin on réussit, dans des cas fort rares, à entendre le même bruit, quoique faible, mais toujours assez distinct, même après l'exclusion du placenta, si l'utérus n'est pas fortement revenu sur lui-même.

Le bruit placentaire est donc produit par la circulation du sang dans les artères de l'utérus, dilatées par la grossesse. La dénomination du bruit placentaire est par conséquent tout-à-fait fausse, et on devrait plutôt le nommer *bruit utérin-artériel* ou *bruit de grossesse*.

Nous avons remarqué que le pouls fétal s'observe presque chez toutes les femmes enceintes à une certaine époque, mais le bruit artériel n'est entendu que chez un tiers ou un quart, de 25 à 30 sur cent. Mais puisque la cause de ce bruit, c'est-à-dire la circulation utérine est constante, comment se fait-il, demandera-t-on, que le bruit placentaire n'est pas constant ? Il paraît que la formation de ce bruit peut être suspendue par des obstacles, fort légers il est vrai, mais qui surviennent facilement. Ainsi on entend souvent très distinctement le bruit de grossesse à un endroit de l'utérus ; se remet-on à l'exploration après une heure d'intervalle, on le retrouve souvent à la même place et aussi facilement que la première fois. Mais souvent aussi on ne le retrouve plus au même point, et alors, ou bien on le découvre dans un autre endroit, ou pas du tout. La condition du bruit existant étant toujours la même, il est évident qu'un obstacle quelconque a dû empêcher sa reproduction : ne le suspend-on pas souvent par une compression un peu forte ? Or, dans tous les cas où l'on n'entend jamais le bruit utérin-artériel, on peut présumer qu'un ou plusieurs obstacles *agissent continuellement et s'opposent continuellement à la production de ce bruit.*

Le bruit de grossesse est tantôt un souffle fort et plein, tantôt faible et aigu, comme le sifflement de l'air à travers une fente étroite. De même il passe par les différentes nuances du haut et du bas ; ainsi, par exemple, il devient par la pression non-seulement plus faible, mais aussi plus aigu. Quelquefois même chaque souffle commencé sur un ton bas, finit par un ton aigu. La durée des bruits isolés varie aussi dans différens cas. Ainsi quelquefois c'est à peine si l'on peut saisir un intervalle entre les soufflets isolés, quoique le pouls de la femme ne soit pas plus vite qu'à l'ordinaire. Le bruit est alors large et allongé, plus faible au commencement qu'à la fin. D'autrefois les soufflets sont très courts ; tantôt ils sont métalliques, tantôt c'est un bruit tout-à-fait musical ; si alors chaque bruit n'est pas égal pendant toute sa durée, les bruits entiers sont toujours parfaitement semblables entre eux.

Une oreille exercée saisit ordinairement le bruit plus facilement que le pouls fétal ; mais sa découverte est plus difficile pour un explorateur à son début, parce que ce souffle est plus faible que le pouls fétal, et qu'il peut être masqué ou imité par les bruits divers qui se passent dans l'estomac et les intestins. L'oreille doit d'abord s'habituer à l'en distinguer. Mais une fois qu'elle y est exercée, elle *parvient à distinguer clairement le bruit artériel le plus aigu et le plus faible, à travers tous les autres, quoique plus bruyans.*

Il n'y a pas d'endroit fixe où l'on puisse saisir mieux et plus vite le bruit de grossesse, comme son origine le prouve. On le trouve mieux tantôt du côté droit, tantôt du côté gauche. Chez plusieurs on l'entend dans toute l'étendue de l'utérus. Souvent on découvre au même endroit le pouls fétal et le bruit de grossesse; il est donc faux qu'on doive toujours entendre l'un de ces bruits d'un côté et l'autre du côté opposé. *Chacun de ces bruits peut être entendu à chaque point de l'utérus; leur manifestation est tout aussi indépendante l'un de l'autre que leur formation.* Aussi on n'entend le bruit artériel qu'à la fin du quatrième mois de la grossesse, parce que ce n'est qu'alors que les artères de l'utérus sont suffisamment dilatées pour sa production. Si l'on demande si le bruit utérin-artériel est un indice sûr de grossesse, on peut répondre que jusqu'à présent on n'a remarqué ce bruit que dans la grossesse. Toutefois l'on ne peut pas avancer, comme pour le pouls fétal, que le *bruit du placentaire* ne peut être simulé dans d'autres circonstances; car il se pourrait bien qu'un état maladif de l'utérus lui fît subir une transformation analogue à celle produite par la grossesse, et alors ses artères dilatées pourraient produire un souffle tout-à-fait semblable. Peut-être encore que l'utérus ou un organe voisin anormalement développé pourrait, en comprimant une des artères de l'abdomen, donner naissance à un bruit de souffle. Toutefois une oreille bien exercée saura probablement faire la différence de ces divers bruits. Tant que de cas semblables, dont on ne peut nier la possibilité, ne seront pas avérés, on peut toujours considérer ce bruit de soufflet comme un indice très probable de grossesse.

La fausse idée de constater la vie ou la mort du fétus par la présence ou l'absence du bruit de grossesse, était fondée sur la croyance qu'il se passait dans le placenta. La mort de l'enfant, arrivée pendant la grossesse, n'exerce aucune influence sur le bruit utérin-artériel; on l'entend tout aussi bien après la mort de l'enfant qu'auparavant. La raison en

est claire : c'est qu'après la mort du fétus les artères de l'u-
térus restent également dilatées.

Dans l'opinion que l'auscultation pourrait faire découvrir
le point d'insertion du placenta, plusieurs conseillèrent de
s'en servir avant d'entreprendre l'opération césarienne,
afin de pouvoir éviter la rencontre du placenta. En admet-
tant la vérité *de cette supposition,* il ne s'en suivrait pas qu'on
puisse déterminer ce point, puisque le bruit artériel ne se
fait pas entendre chez toutes les femmes enceintes. Mais
alors même *que ces deux circonstances auraient lieu,* on ne pourrait jamais sûrement éviter d'intéresser le placenta, vu la
grande étendue de sa surface d'insertion.

Le meilleur moyen pour ausculter une femme enceinte,
c'est de la faire coucher sur le dos dans une position horizon-
tale. Cette situation est la plus commode, et pour la femme,
et pour l'explorateur. Le changement de position de droite à
gauche et *vice versa,* l'exploration de l'utérus dans toute
son étendue, la fixation de l'enfant sont plus faciles dans
cette position que dans toute autre. L'explorateur ne s'y fati-
gue pas aussi vite que s'il était agenouillé auprès de la femme
dans la position debout ou assise. Il est bien entendu que le
bas-ventre doit être recouvert le plus légèrement possible,
par exemple, de la chemise seule ou du drap de lit.

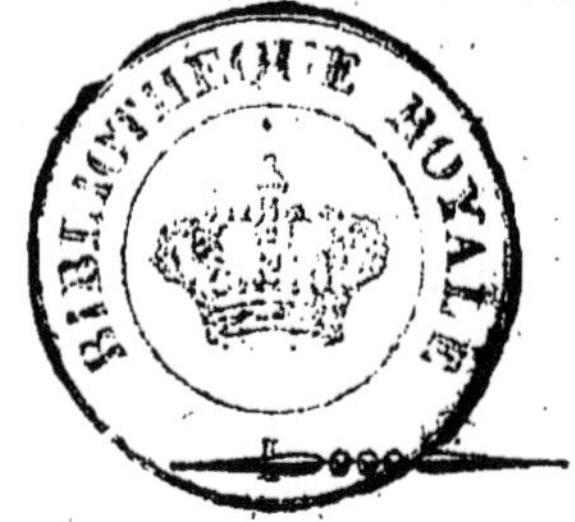

www.ingramcontent.com/pod-product-compliance
Ingram Content Group UK Ltd.
Pitfield, Milton Keynes, MK11 3LW, UK
UKHW020846120726
13693UKWH00002B/832